U0270146

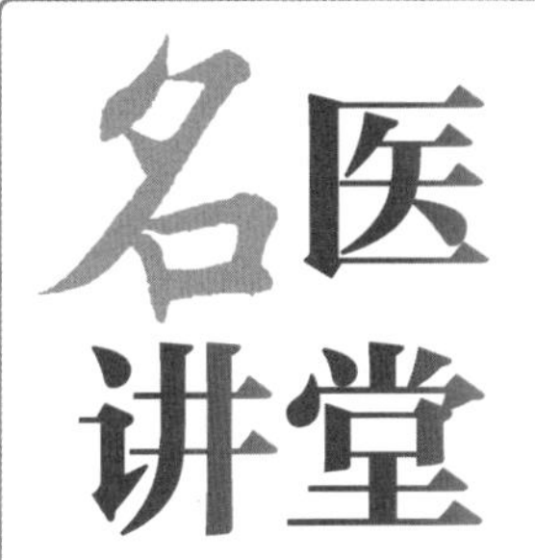

泌尿与男性生殖系统肿瘤300问

主审 郑军华

主编 彭 波 沈志红 朱正涛

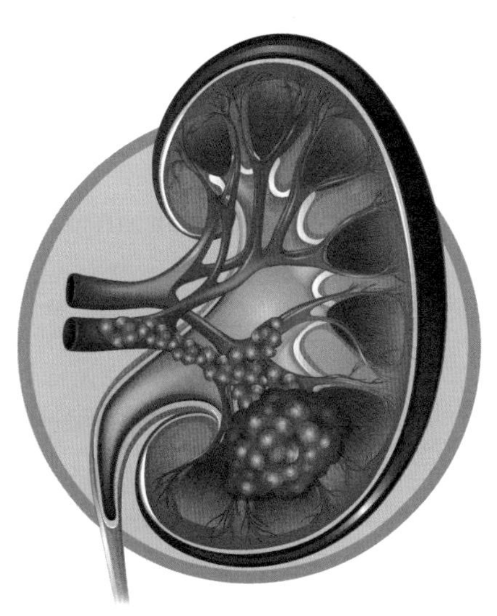

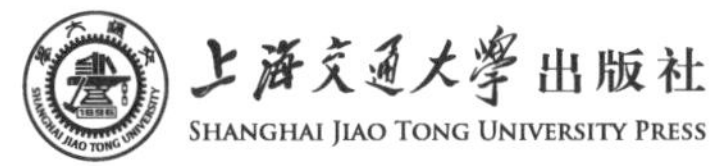

内容提要

泌尿与男性生殖系统肿瘤是临床常见病之一，其发病率和病死率呈逐年上升的趋势。本书以患者关心的临床问题为导向，采用问答的形式将泌尿与男性生殖系统肿瘤的病因、临床表现、诊断、治疗、并发症处理、疗效评估、复查随访及预防等患者最关心的问题予以通俗易懂的回答，可方便患者准确、科学、快捷地了解相关疾病知识，指导患者及时就诊和科学治疗，从而以较小的经济代价获得最佳的治疗效果。本书可供泌尿与男性生殖系统肿瘤患者阅读参考。

图书在版编目(CIP)数据

名医讲堂：泌尿与男性生殖系统肿瘤300问/彭波，沈志红，朱正涛主编.—上海：上海交通大学出版社，2023.1

ISBN 978-7-313-27426-7

Ⅰ.①名…　Ⅱ.①彭…②沈…③朱…　Ⅲ.①男性—泌尿系统疾病—肿瘤—防治—问题解答②男性生殖器疾病—肿瘤—防治—问题解答　Ⅳ.①R737.053-44

中国版本图书馆CIP数据核字(2022)第168475号

名医讲堂：泌尿与男性生殖系统肿瘤300问

MINGYI JIANGTANG：MINIAO YU NANXING SHENGZHI XITONG ZHONGLIU 300 WEN

主　　编：彭　波　沈志红　朱正涛

出版发行：上海交通大学出版社　　地　　址：上海市番禺路951号

邮政编码：200030　　电　　话：021-64071208

印　　制：上海景条印刷有限公司　　经　　销：全国新华书店

开　　本：880mm×1230mm　1/32　　印　　张：7.75

字　　数：172千字

版　　次：2023年1月第1版　　印　　次：2023年1月第1次印刷

书　　号：ISBN 978-7-313-27426-7

定　　价：52.00元

编 委 会

主　　审　郑军华

主　　编　彭　波　沈志红　朱正涛

副 主 编　耿　和　张　杨

主编助理　张　涛　施华娟

编　　委　彭　波　同济大学附属第十人民医院泌尿外科

王光春　同济大学附属第十人民医院泌尿外科

黄建华　同济大学附属第十人民医院泌尿外科

张海民　同济大学附属第十人民医院泌尿外科

顾闻宇　同济大学附属第十人民医院泌尿外科

耿　江　同济大学附属第十人民医院泌尿外科

罗　明　同济大学附属第十人民医院泌尿外科

郭长城　同济大学附属第十人民医院泌尿外科

车建平　同济大学附属第十人民医院泌尿外科

耿　和　同济大学附属普陀人民医院泌尿外科

张　涛　同济大学附属普陀人民医院泌尿外科

施华娟　同济大学附属普陀人民医院泌尿外科

吴宗林　上海市杨浦区市东医院泌尿外科

俞家顺　上海市浦东新区浦南医院泌尿外科

沈志红　苏州市吴江区第五人民医院泌尿外科

朱正涛　苏州市甪直人民医院
赵道华　苏州市甪直人民医院
高　尚　苏州市甪直人民医院
江　杰　苏州市甪直人民医院
刘　凯　苏州市吴江区第五人民医院泌尿外科
庞永奎　苏州市吴江区第五人民医院泌尿外科
姚允敏　苏州市吴江区第五人民医院泌尿外科
张达文　苏州市吴江区第五人民医院泌尿外科
谢金波　同济大学附属第十人民医院泌尿外科
王一地　同济大学附属第十人民医院泌尿外科
张一帆　同济大学附属第十人民医院泌尿外科
杨光灿　同济大学附属第十人民医院泌尿外科
王可屹　同济大学附属第十人民医院泌尿外科
李伟一　同济大学附属第十人民医院泌尿外科
殷　雷　上海交通大学医学院附属瑞金医院泌尿外科
张厚亮　同济大学附属第十人民医院泌尿外科
倪金良　同济大学附属第十人民医院泌尿外科
张　杨　同济大学附属第十人民医院临床试验中心
赵建华　安徽省宿州市第一人民医院泌尿外科

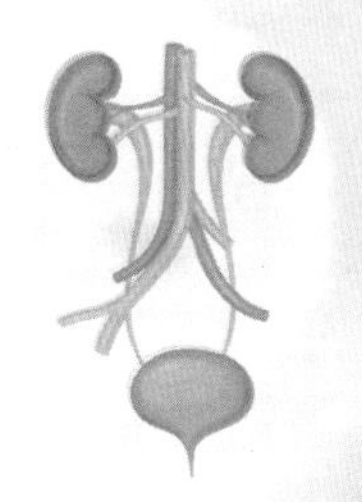

序　一

人民健康是民族昌盛和国家富强的重要标志。健康中国战略提出，要为人民群众提供全方位全周期的健康服务。近年来，我国泌尿系肿瘤的发病率呈现逐渐增加的趋势。泌尿系肿瘤治疗的周期长、费用高，给患者、家庭和社会带来了巨大的经济负担。在泌尿系肿瘤的防治领域，我国泌尿科的临床专家求真务实，开拓创新，不断提升临床诊疗水平，推动健康科普，守护人民群众的生命健康。

同济大学附属第十人民医院泌尿外科彭波教授带领其团队与上海交通大学出版社合作，在出版《名医讲堂：尿路结石 200 问》《名医讲堂：前列腺疾病 300 问》的基础上，撰写了《名医讲堂：泌尿与男性生殖系统肿瘤 300 问》。该书内容丰富、图文并茂，以通俗易懂、深入浅出的文字为患者提供了科学实用的泌尿系肿瘤相关知识，以帮助患者了解泌尿系肿瘤防治的相关信息；同时针对泌尿系肿瘤的基因检测、免疫治疗、靶向治疗、放射治疗和化学治疗等热点问题进行了详细阐释。

彭波教授三十余年来一直耕耘于临床一线，对于泌尿系肿瘤的早期诊断和微创治疗具有丰富的经验，较早开展了腹腔镜肾部分切除术、腹腔镜下膀胱癌根治术和腹腔镜下前列腺癌根治术等微创手术，取得了较好的临床效果。彭波教授主动投入

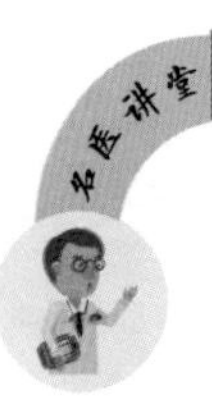

泌尿系疾病的科普创新工作，先后在《新闻晨报》《新民晚报》等媒体和网络平台发表科普文章近百篇，主编科普专著 3 部，获得上海市科技奖科普类二等奖、上海市科普教育创新奖二等奖和上海市科普教育创新奖三等奖各 1 项，通过打造科普品牌和团队，努力培养青年科普人才。

期望《名医讲堂：泌尿与男性生殖系统肿瘤 300 问》能够帮助泌尿系肿瘤患者和人民群众科学认识泌尿系肿瘤，为降低我国泌尿系肿瘤发病率，提高泌尿系肿瘤的早期诊断率和治疗规范化水平，为建设"健康中国""健康上海"做出积极的贡献。

范先群

中国工程院院士

上海交通大学副校长

上海交通大学医学院院长

序　二

泌尿与男性生殖系统肿瘤是常见的恶性肿瘤之一，在欧美发达国家，前列腺癌居男性恶性肿瘤发病率第1位，膀胱癌居发病率第7位。在我国，随着居民寿命的延长、生活方式的改变以及环境污染等因素，泌尿与男性生殖系统肿瘤的发病率也正呈现逐年增高的趋势。北上广等发达地区的泌尿与男性生殖系统肿瘤发病率已接近西方发达国家水平。但由于我国对泌尿与男性生殖系统肿瘤的早期筛查不足，且老百姓对相关肿瘤缺乏正确的认识和了解，导致我国大多数泌尿与男性生殖系统肿瘤患者在就诊时已处于疾病中晚期，贻误了最佳治疗时机，导致患者生存期短，治疗费用高，治疗效果差。因此，迫切需要对广大老百姓就相关肿瘤的预防和治疗进行系统的科普教育，以期最大限度地提高泌尿与男性生殖系统肿瘤的早期筛查、早期诊断和规范化治疗水平，从而减轻患者所遭受的疾病痛苦，并减轻社会的总体负担。

彭波教授团队长期从事泌尿外科临床工作，擅长泌尿与男性生殖系统肿瘤的早期诊断、微创手术和规范化综合治疗。在长期的临床工作和与患者的交流沟通中，针对患者广泛关注的问题，彭波教授组织了一批经验丰富的专家团队，编写了这本《名医讲堂：泌尿与男性生殖系统肿瘤300问》。该科普图书荟

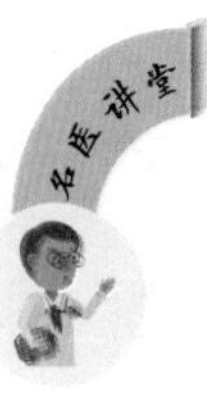

萃了彭波教授团队 20 余年的临床诊治经验和心得体会，并结合国内外最新的临床诊疗指南和研究结果，通俗易懂地讲解了泌尿与男性生殖系统肿瘤的病因、临床表现、早期诊断要点、危害、微创手术、化学治疗、靶向治疗、免疫治疗、放射治疗和预防及随访知识。该书通俗易懂、图文并茂、科学严谨，具有较高的科学性与实用性。

《名医讲堂：泌尿与男性生殖系统肿瘤 300 问》的出版，不仅可以让泌尿与男性生殖系统的肿瘤患者受益，提高相关肿瘤的早期诊断率，进行规范化、个体化的综合治疗，并最大限度减少并发症的发生，从而提高疾病的总体疗效和延长患者的生存期；还能让广大老百姓科学认识泌尿与男性生殖系统肿瘤，屏弃不良生活习惯，进而养成健康的生活方式，做到科学防癌、科学治疗。从这个意义上说，本书的出版，对居民健康、家庭和睦、社会和谐乃至健康中国建设都具有重大的意义。

是为序。

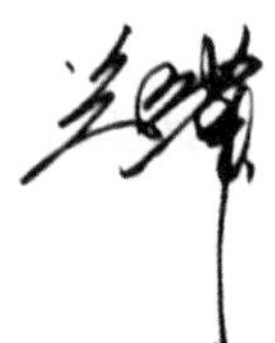

中华泌尿外科学会副主任委员

上海市泌尿外科学会主任委员

上海市仁济医院党委书记

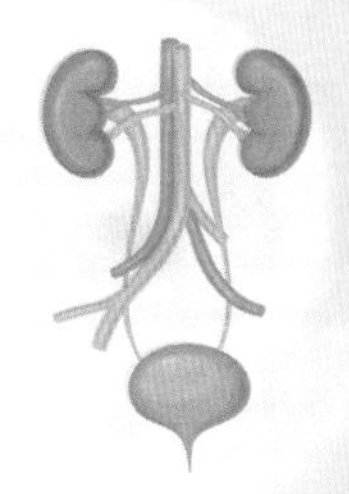

前　言

由于环境污染、居民饮食结构的变化，以及我国正逐步进入老龄化社会，诸多因素的叠加，造成我国肿瘤的发病率逐年上升，泌尿与男性生殖系统肿瘤在整个肿瘤中的比例也逐渐上升，前列腺癌的发病率已跃升至第 6 位，膀胱癌位居第 8 位，这些疾病严重危害着人民的生命健康，也增加了全社会的经济负担。

科普的主要任务是提高民众的科学素养，习近平总书记高度重视科学普及工作，他指出："科技创新、科学普及是实现创新发展的两翼，要把科学普及放在与科技创新同等重要的位置。"我们团队从事泌尿与男性生殖系统肿瘤专业近 30 年，有着丰富的临床诊疗经验和疾病防治体会。基于此，我们一方面从医生的专业角度出发，另一方面也从患者的角度出发，参阅了大量的临床病例以及国内外相关文献，编写了这本《名医讲堂：泌尿与男性生殖系统肿瘤 300 问》，希望本书既能提高医患双方的沟通能力，又能对广大民众健康素养的提高有一定的帮助。

泌尿与男性生殖系统肿瘤类型有很多，包括肾脏肿瘤、膀胱肿瘤、前列腺癌、睾丸肿瘤等，本书以患者关心的临床问题为出发点，采用问答形式，以通俗易懂的语言，将泌尿与男性生殖系统肿瘤的病因、诱发因素、临床表现、体征、诊断、药物治疗、手术治疗、并发症、疗效、复查随访及复发预防等问题进行解答，可方

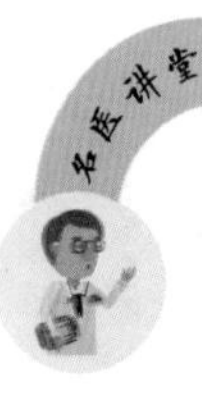

便普通读者快捷、准确、科学地了解疾病相关知识，从而指导患者及时就诊和科学治疗，以最小的经济代价获得最佳的治疗效果。

由于编者的专业水平有限，加之编写时间仓促，本书内容难免会有不完善和疏漏之处，殷切期望同道和广大读者多提宝贵意见，以便再版时加以完善。

本书的顺利出版得到了上海交通大学出版社、同济大学附属第十人民医院及普陀区人民医院的大力支持，范先群院士和郑军华教授在百忙之中为本书作序，郑军华教授并审校了全书，提出了许多宝贵的意见，在此一并表示衷心的感谢。

编者

2022 年 5 月

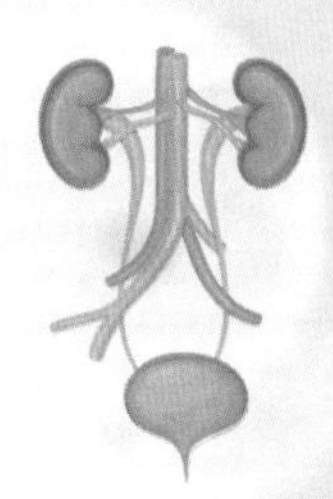

目　录

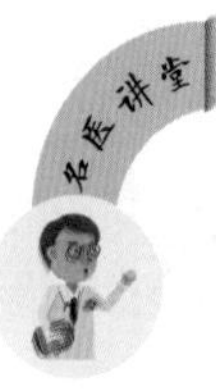
名医讲堂

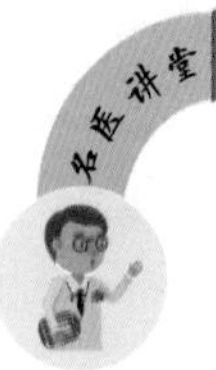

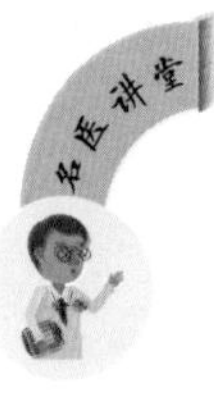
名医讲堂

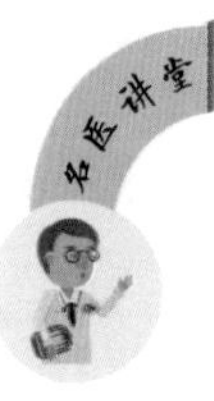

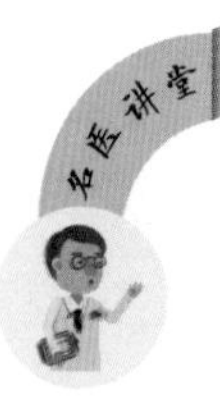

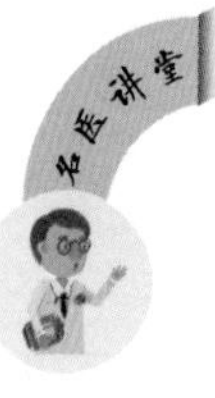

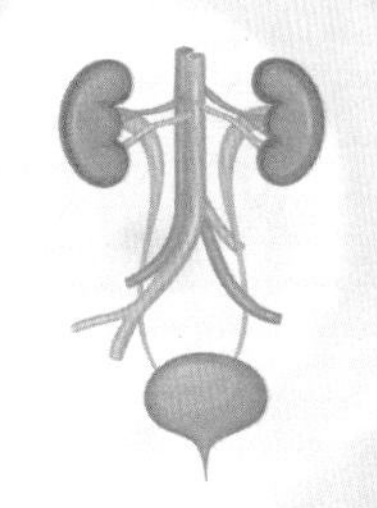

第一章 概述

1. 泌尿与男性生殖系统常见肿瘤主要有哪些

泌尿与男性生殖系统肿瘤是一系列疾病的总称，主要是指泌尿与男性生殖系统任意器官生长了肿瘤。泌尿系统包括肾、肾盂、输尿管、膀胱、尿道。所以泌尿系统的肿瘤一般包括肾癌、肾盂癌、肾母细胞瘤、输尿管肿瘤、膀胱癌，男性生殖系统肿瘤主要有前列腺癌、阴茎癌、睾丸癌。一般说泌尿与男性生殖系统肿瘤可以是其中的一种，也可以合并多种肿瘤。

2. 肾脏的解剖结构特点是什么

肾脏为成对的扁豆状器官，呈红褐色，位于脊柱两侧，紧贴腹后壁，居腹膜后方。左肾上端平第 11 胸椎下缘，下端平第 2 腰椎下缘。右肾比左肾低半个椎体。左侧第 12 肋斜过左肾后面的中部，右侧第 12 肋斜过右肾后面的上部。肾长 10～12 cm，宽 5～6 cm，厚 3～4 cm，重 120～150 g；左肾较右肾稍大，肾纵轴上端向内，下端向外，因此两肾上极相距较近，下极较远，肾纵轴

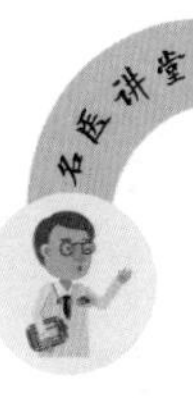

与脊柱所成角度为30°左右。肾脏一侧有一凹陷，叫作肾门，它是肾静脉、肾动脉出入肾脏以及输尿管与肾脏连接的部位。这些出入肾门的结构，被结缔组织包裹，合称肾蒂。由肾门凹向肾内，有一个较大的腔，称肾窦。肾窦由肾实质围成，窦内含有肾动脉、肾静脉、淋巴管、肾小盏、肾大盏、肾盂和脂肪组织等。肾外缘为凸面，内缘为凹面，凹面中部为肾门，所有血管、神经及淋巴管均由此进入肾脏，肾盂则由此走出肾外。肾静脉在前，动脉居中，肾盂在后。肾脏内部的结构可分为肾实质和肾盂两部分。在肾纵切面可以看到，肾实质分内外两层：外层为皮质，内层为髓质。肾皮质位于肾实质表层，富含血管，新鲜时呈红褐色，由一百多万个肾单位组成。每个肾单位由肾小体和肾小管所构成，部分皮质伸展至髓质锥体间，成为肾柱。肾髓质位于肾皮质的深面，血管较少，色淡红，由10～20个锥体所构成。肾锥体在切面上呈三角形。锥体底部向肾凸面，尖端向肾门，锥体主要组织为集合管，锥体尖端称为肾乳头，每一个乳头有10～20个乳头管，向肾小盏漏斗部开口。在肾窦内有肾小盏，为漏斗形的膜状小管，围绕肾乳头。肾锥体与肾小盏相连接。每肾有7～8个肾小盏，相邻2～3个肾小盏合成一个肾大盏。每肾有2～3个肾大盏，肾大盏汇合成扁漏斗状的肾盂。肾盂出肾门后逐渐缩窄变细，移行为输尿管。肾小体包括肾小球和肾小囊。肾小体内有一个毛细血管团，称为肾小球，肾小球是个血管球。它由肾动脉分支形成。肾小球外有肾小囊包绕。肾小囊分两层，两层之间有囊腔与肾小管的管腔相通。肾小管汇成集合管。若干集合管汇合成乳头管，尿液由此流入肾小盏。肾筋膜分前后两层，包绕肾和肾上腺。由于肾筋膜在肾的下方开放，当出现肾周围的脂肪减少等情况使肾的支持力下降时，肾的移动度增大，容易

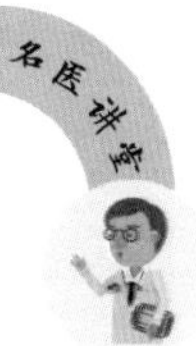

向下移动，形成肾下垂或游走肾。

3. 肾脏的功能有哪些

（1）排泄体内代谢产物和进入体内的有害物质：人体每时每刻都在新陈代谢，在这个过程中必然会产生一些人体不需要甚至是对人体有害的废物，其中除一小部分由胃肠道排泄外，绝大部分由肾脏排出体外，从而维持人体的正常生理活动。此外，肾脏还能把进入体内的一些有毒物质排出体外。有些化学药品中毒会给肾脏造成损害，就是因为这些化学药品的排除要经过肾脏的缘故。如果肾脏有了病，这些对人体有害的物质的排泄会受到影响，废物在体内积聚，就会引起各种病症。我们把肾脏的这种保留营养物质、排出毒素的作用形象地称作“血筛子”。

（2）通过尿的生成，维持水的平衡：这是肾脏的主要功能。当血液流过肾小球时，由于压力关系，就滤出一种和血浆一样但不含蛋白质的液体叫原尿。原尿通过肾小管时又将其中绝大部分水、全部的糖和一部分盐重新吸收，送回血液，大部分氮不再吸回。剩下的含有残余物质的浓缩液体就是尿，约占原尿的1%。正常人一天尿量为1 000～2 000 ml，一般呈淡黄色，比重为1.003～1.030。比重过高、过低或固定不变，尿量过多或过少，均有肾功能不全的可能。

（3）维持体内电解质和酸碱的平衡：肾脏对体内的各种离子（电解质）具有调节作用。对钠离子（Na^+）的调节特点是多吃多排、少吃少排、不吃不排；对钾离子（K^+）的调节特点是多吃多排、少吃少排、不吃照排；对氯离子（Cl^-）的调节是伴随 Na^+ 的

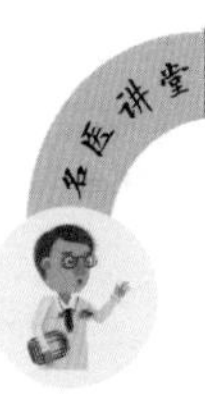

吸收排泄以及 H^+、氨(NH_3)的分泌过程完成的。另外,肾脏还调节磷(P^{3-})、钙(Ca^{2+})、镁(Mg^{2+})等离子的平衡。这些电解质平衡对体液的渗透压稳定很重要。肾脏对体内酸碱平衡也起调节作用,它能把代谢过程中产生的酸性物质通过尿液排出体外,并能控制酸性和碱性物质排出的比例,当任何一种物质在血液中增多时,肾脏就会把增多的部分排出去。同时,肾脏还能制造氨和尿酸,以保持和调节酸碱平衡。很多肾脏患者出现酸中毒,就是因为肾脏失去了维持体内酸碱平衡的功能而导致的。人们也因为肾脏具有调节体内水分、保持内环境(电解质、渗透压、酸碱度)稳定的功能称其为"调节器"或"稳压器"。

(4) 调节血压:由肾脏分泌的肾素可使血压升高,当限制钠摄入或钠缺乏时,或血浆容量减少和肾脏血液灌注压力降低时,以及直立体位时,肾素从细胞中分泌出来,即具有活性,可使血浆中的血管紧张素原脱肽而成为血管紧张素Ⅰ,再经转换酶的作用而成为血管紧张素Ⅱ,通过血管紧张素Ⅱ和醛固酮的作用,使血压升高。同时肾脏分泌的前列腺素又具有使血压下降的功能,前列腺素主要是通过增加肾皮质血流量、利尿排钠、减少外周血管的阻力、扩张血管而达到降压的作用。

(5) 促进红细胞生成:肾脏可分泌促红细胞生成素,作用于骨髓造血系统,促进原始红细胞的分化和成熟,促进骨髓对铁的摄取利用,加速血红蛋白、红细胞的生成,促进骨髓网织红细胞释放到血中。贫血的程度与肾衰竭的程度成正比,患者血、尿中的促红细胞生成素均降低,用外源性促红细胞生成素可以纠正肾性贫血。

(6) 促进维生素 D 的活化:维生素 D 在体内必须经肾脏转

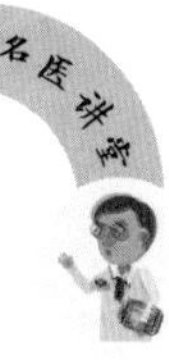

化为 1,25-二羟维生素 D_3 才能发挥其生理作用。肾脏的皮质细胞含有 1α-羟化酶,维生素 D 先在肝脏 25-羟化酶的作用下,转化为 25-羟维生素 D_3,最后在肾脏 1α-羟化酶作用下,转化为 1,25-二羟维生素 D_3(即活化的维生素 D_3)。它能促进胃肠道对钙、磷的吸收;可促使骨钙转移,促进骨骼生长及软骨钙化;促进肾小管对磷的重吸收,使尿磷排出减少;可抑制甲状旁腺素(PTH)的分泌。

4. 输尿管的解剖特点是什么？ 功能有哪些

1）输尿管的解剖

输尿管上接肾盂,下连膀胱,是一对细长的管道,呈扁圆柱状,管径平均为 0.5～0.7 cm。成人输尿管全长 25～35 cm,位于腹膜后,沿腰大肌内侧的前方垂直下降进入骨盆。输尿管有 3 个狭窄部:一个在肾盂与输尿管移行处(输尿管起始处),一个在越过小骨盆入口处,最后一个在进入膀胱壁的内部。女性输尿管则越过子宫颈外侧至膀胱。输尿管—膀胱连接处有一种特殊结构,即瓦耳代尔鞘,它能有效地防止膀胱内尿液反流到输尿管。

2）输尿管的功能

输尿管的主要作用是将肾脏所排泄的尿液引入膀胱。输送尿液的力量来自滤过压及肾盂、输尿管平滑肌的收缩作用。

5. 膀胱的解剖特点是什么？ 功能有哪些

1）膀胱的解剖

空虚的膀胱呈三棱锥体形,分尖、体、底和颈 4 个部分。膀

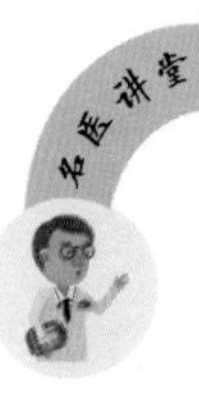

胱尖朝向前上方，由此沿腹前壁至脐之间有一皱襞为脐正中韧带。膀胱尖与膀胱底之间为膀胱体。膀胱的最下部为膀胱颈，与男性的前列腺底和女性的盆膈相毗邻。膀胱内面覆盖黏膜，当膀胱壁收缩时，黏膜聚集成皱襞称为膀胱襞。而在膀胱底内面，有一个三角形的区域，位于左、右输尿管口和尿道内口之间，此处的膀胱黏膜与肌层紧密相连，缺少黏膜下层组织，无论膀胱扩张或者收缩，始终保持平滑，称为膀胱三角。膀胱三角是肿瘤、结核、炎症的好发部位，膀胱镜检查时应该特别注意。两个输尿管口之间的皱襞称为输尿管间襞，在膀胱镜下所见为一苍白带，是临床上寻找输尿管口的标志。在男性尿道口后方的膀胱三角处，受前列腺中叶推挤形成的纵嵴状隆起称为膀胱垂。

2）膀胱的功能

膀胱的生理功能是储存尿液和周期性排尿。在正常情况下，大脑皮质对脊髓排尿中枢起到制约作用，膀胱逼尿肌处于持续的轻度收缩状态，使膀胱内压经常保持在 10 cmH_2O 以下，当膀胱内尿量增加时，由于膀胱具有较大的伸展性，其容积能随尿量的增多而增大，膀胱内压并无太大变化。当尿量增加到 400～500 ml 时，膀胱内压超过 10 cmH_2O 并明显升高，这时膀胱壁的牵张感受器受刺激而兴奋，神经冲动传入大脑皮质排尿反射中枢，产生排尿欲。如果条件许可排尿，则冲动传出，引起逼尿肌收缩、内括约肌松弛，尿液进入后尿道，并刺激后尿道的感受器，进一步加强其活动，并反射性地使外括约肌开放，尿液就在强大的膀胱内压下被排出。尿液对尿道的刺激还可进一步使排尿反射活动一再加强，直至排完为止。

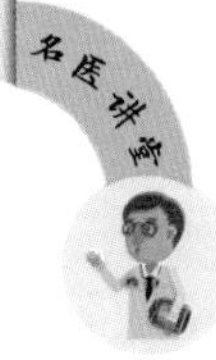

6. 尿道的解剖特点是什么？功能有哪些

1）尿道的解剖

(1) 男性尿道：男性尿道自膀胱颈部的尿道口至尿道外口，长16～22 cm，管径平均为5～7 mm；可分为阴茎部(海绵体部)、球部、膜部和前列腺部。临床上把前列腺部和膜部称为后尿道。前尿道自尿道口起，至球部止，长约15 cm，外面包有尿道海绵体，附着于两个阴茎海绵体浅沟中，这段尿道能活动，因此不易受伤。前尿道的两端膨大，一个位于尿道口，称为舟状窝，另一个位于尿道球部。后尿道自尿道膜部起，至膀胱颈部为止，长约4 cm；尿道膜部最短，长约1 cm，位于两层三角韧带之间，为横纹肌即外括约肌所包围，是最固定又较薄弱的一段。尿道前列腺部长约3 cm，自三角韧带起，通过整个腺体，至膀胱颈部，为整个尿道最宽阔的部分，在这一段尿道的后壁中央，有一个隆起，称为尿道嵴或精阜，其上正中有一隐窝。隐窝两侧有射精管开口，前列腺小管即开口于精阜两旁之沟中。男尿道在行程中粗细不一，有三个狭窄、三个扩大和两个弯曲。三个狭窄分别在尿道内口、膜部和尿道外口。三个扩大在前列腺部、尿道球部和尿道舟状窝。阴茎在松弛下垂时，尿道全长有两个弯曲：一个弯曲为耻骨下弯，位于耻骨联合下方，在耻骨联合下方2 cm处，凹向前上方，包括前列腺部、膜部和海绵体部的起始段，此弯曲位置固定，不能改变；另一个弯曲为耻骨前弯，位于耻骨联合前下方，凹向后下，在阴茎根与体之间。将阴茎上提时，此弯曲可消失变直。

(2) 女性尿道：女性尿道甚短，长仅为2.5～5 cm，平均为

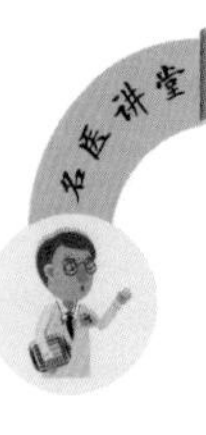

3.5 cm，直径约为 8 mm，易于扩张，可达 10～13 mm，没有弯曲，在阴道之前耻骨联合之后，自膀胱颈部开始向下向前止于尿道口。女性尿道可分为上、中、下 3 个部分，上部为环状平滑肌，与膀胱颈部的环状平滑肌连贯，肌纤维特别肥厚，与男性膀胱颈部之由左右中外层肌纤维交叉所组成的括约肌有所不同，女性内括约肌完全是由围绕着整个膀胱颈部和尿道上部的环状平滑肌纤维所构成。中部尿道除平滑肌层之外，还有随意环状肌。这一肌层虽不明显，但也有一些外括约肌的作用，下部尿道即尿道开口部，无肌肉，只有 2 层三角韧带纤维组织。此外，肛提肌、会阴深层肌肉和三角韧带对女性膀胱中尿液的控制也有辅助作用。

2）尿道的功能

男性尿道兼有排尿和排精功能；女性尿道主要具有排尿功能。

7. 阴茎的功能有哪些？ 形态特点是什么

1）阴茎的功能

阴茎为男性重要的性器官，具有性交功能，并有排尿和射精作用。

2）阴茎的形态

阴茎分为 3 部分，即阴茎根部、阴茎体部和阴茎头部。阴茎的前上面称为阴茎背，后下面称为尿道面，中线上有富有色素沉着的缝线，称阴茎缝，该缝向后与阴囊缝相连。阴茎根部在会阴部尿生殖三角内，表面被阴囊和会阴皮肤覆盖，并固定于耻骨联合弓边缘和尿生殖膈，故阴茎根部又称固定部，其中包括阴茎海绵体脚和尿道球。阴茎体呈圆柱体，外面包裹阴茎皮肤，悬垂于

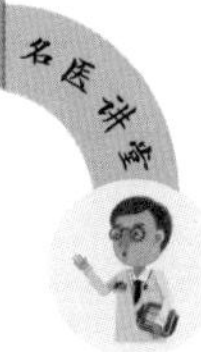

耻骨联合的前下方，内有阴茎海绵体和尿道海绵体的大部，该部又称阴茎可动部。阴茎头又称龟头，为阴茎末端，由尿道海绵体的前端膨大而成。阴茎头的外面包有包皮，顶端有尿道外口。阴茎头底部的游离缘隆起，称为阴茎头冠，冠的后方较细部称为阴茎颈，又名冠状沟，为阴茎头和体部的移行部。

8. 睾丸的解剖特点是什么？功能有哪些

1）睾丸的解剖

睾丸位于阴囊中，左右各有 1 个，一般左侧睾丸略低于右侧。睾丸呈微扁的卵圆形，表面光滑，覆盖着鞘膜脏层；深部是质地坚韧的白膜，在睾丸后缘增厚并进入睾丸，形成睾丸纵隔，纵隔发出许多睾丸小隔深入睾丸实质，将实质分为睾丸小叶，数量为 100～200 个。每个小叶内有 2～4 条迂曲的精曲小管。精曲小管壁的上皮细胞通过分裂增殖，发育形成精子。精曲小管间的结缔组织内含间质细胞，能分泌男性激素。精曲小管逐渐向睾丸纵隔集中，形成精直小管，进入睾丸纵隔并互相交织成睾丸网，最后汇集成 8～15 条睾丸输出小管，在睾丸后缘的上部，汇成附睾管。

2）睾丸的功能

（1）生精功能：生精小管的生精上皮是精子产生的地方，由生精细胞和支持细胞构成，成人的生精小管长 30～70 cm。精子的产生过程包括生精细胞的分化、支持细胞的作用和雄激素的调节等。

（2）内分泌功能：睾丸内分泌的物质主要是雄激素，该激素由睾丸间质细胞分泌。

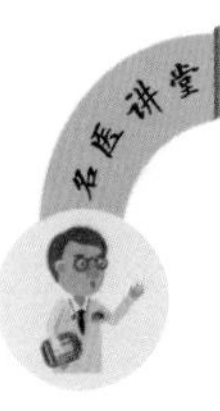

9. 什么是前列腺，前列腺的位置及大小如何

前列腺是男性最大的附属腺体。因为它像卫兵一样排列在膀胱的前面，人们便给它起名为“前列腺”。前列腺的底部横径约为3.5 cm，纵径约为2.5 cm，前后径约为2.5 cm，平均重量约为20克。

前列腺可以分泌一种叫作前列腺液的略偏碱性的液体，前列腺液内含有一些很强的蛋白质分解酶和纤维蛋白分解酶，特别是其中含有大量的透明质酸酶，有助于精子穿过子宫颈的黏液及卵子的透明带，这样就能促进精子和卵子的结合。前列腺液的另一种物质能使精液中的营养成分容易进入精子，并转化为能量，从而增强精子的活动能力。前列腺液略偏碱性，能中和阴道分泌物的酸性，这将有助于精子在女性生殖道内的生存。前列腺还被认为是一个性敏感部位，对前列腺进行适当刺激时，可以引起性兴奋。

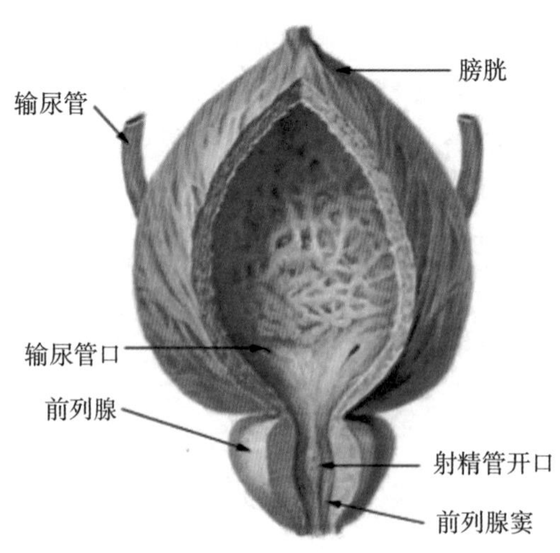

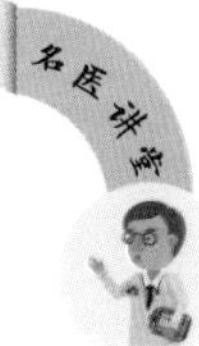

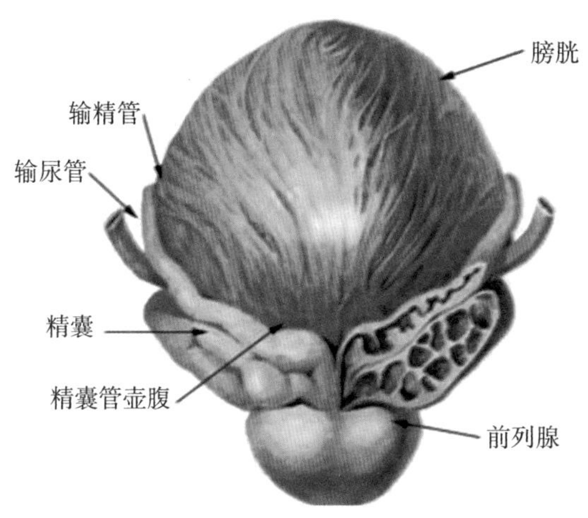

图 1-1　正常前列腺形态示意图

10. 前列腺有哪些功能

前列腺具有很重要的功能，主要表现为 4 个方面：

（1）参与排尿的控制：排尿的控制主要由外括约肌参与，但前列腺、膀胱颈部也参与了部分功能，俗称第二道闸门。如行前列腺电切术、前列腺癌根治术，患者会出现暂时性的尿失禁，但经过训练后可以恢复良好的控制排尿功能。

（2）与性功能有关：中医认为的肾亏即是西医所讲的前列腺炎。当前列腺有病变时，会引发勃起障碍和早泄。

（3）与生育有关：精液的大部分成分是前列腺液，前列腺液中的卵磷脂小体是精子发育的必要物质，如前列腺有病变，会导致弱精子症。

（4）内分泌功能：前列腺是内分泌腺体，参与睾酮的转化等。

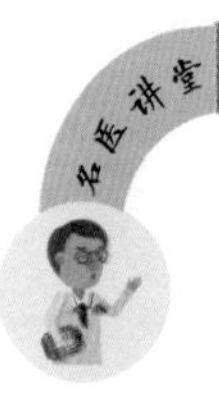

11. 前列腺有哪些特点

前列腺有3个特点：①藏得深：前列腺位置很深，一般情况下，不易触及和看到，它位于盆腔内、肛门腹侧、尿道和膀胱之间，包绕着尿道，尖部和侧部紧邻盆壁。②形状古怪，像板栗，中间有尿道、射精管、前列腺腺管穿过。③年龄越大，它越大。人体大多数器官随着年龄的增大会萎缩，但前列腺相反，随着年龄的增大而增大。

12. 为什么说前列腺是男性的生命腺

前列腺腺体虽小，但它与性功能、生育功能有关，对于男性来讲，极其重要。前列腺疾病已逐渐成为成年男性的常见病和多发病，发病率高居男性疾病首位。前列腺炎给患者带来生理上痛苦的同时也带来了巨大的心理压力。前列腺疾病不仅影响男性的正常生活和工作，而且很大程度上损伤了男性患者的自信和自尊。而不少男性将工作能力、自信和自尊认为是一个男人挑战世界的资本，所以将前列腺称为男人的“生命腺”绝不为过。

13. 低分化腺癌是什么意思

低分化腺癌是病理学上的名词。首先，腺癌是来源于腺体上皮组织的癌和恶性病灶，是甲状腺、胃肠道、胰腺、前列腺、肺、乳腺等组织发生癌变时常见的病理类型。其次，分化程度在一定程度上反映了肿瘤的恶性程度，一般分为高分化、中分化、低

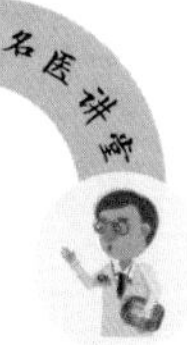

分化及未分化。分化程度越高，肿瘤恶性程度相对较低；分化程度越低，肿瘤恶性程度相对较高。低分化腺癌是恶性程度相对较高的一种腺癌。

14. 泌尿与男性生殖系统肿瘤的前兆表现有哪些

泌尿系肿瘤早期一般没有明显的不适或症状。肾癌的前兆通常是腰部不适、酸胀或者无痛性肉眼可见的尿液内带血，如果有血块引起的上尿路堵塞，还可以伴有肾绞痛。肾盂癌的主要前兆是血尿，可以是鲜红色洗肉水样或西瓜汁样，也可以是暗红色酱油样，可以有血块或者没有明显的血块。输尿管癌常见的前兆有同侧进行性加重的腰酸，同侧肾脏不同程度的肾积水或者逐渐加重的肾积水，可以有血尿，或者血尿内有血块。膀胱癌的前兆是无痛性、间歇发作性肉眼可以看见的血尿，可以有血块；有些膀胱癌的前兆是反复发作的尿路感染，如果尿路感染经过正规的治疗后仍反复发作，要高度警惕。前列腺癌的前兆是血前列腺特异性抗原升高，尤其是有前列腺癌家族史的人群，建议定期检查血前列腺特异性抗原。

15. 泌尿与男性生殖系统肿瘤血尿的特点是什么

泌尿系肿瘤引起的血尿多表现为肉眼可以看见的尿液带血，尿液的颜色可以为鲜红色洗肉水样或西瓜汁样，也可以为暗红色酱油样，可以伴或者不伴有血块，血块可以是条索状或不规则细小形。肾癌、肾盂癌、输尿管癌引起的血尿如果伴有血块，血凝块多呈条索样。血块导致输尿管梗阻，引起肾绞痛或者同

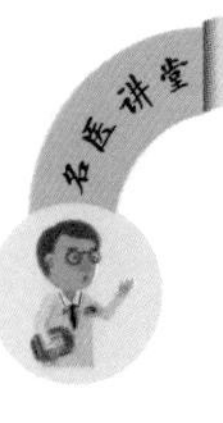

侧腰酸，输尿管梗阻还可产生不同程度的肾积水。膀胱癌多为间歇性肉眼血尿，如果血块导致膀胱出口堵塞，则可以引起尿潴留。前列腺癌患者如果出现明显血尿，多为中晚期症状。

16. 泌尿与男性生殖系统肿瘤会有哪些临床表现

泌尿系肿瘤的临床表现主要有3个方面：肿瘤本身引起的表现、肿瘤浸润和转移引起的表现以及副瘤综合征。

肾癌主要的临床表现有：

(1) 血尿：肾癌引起的血尿常为间歇性、无痛、全程肉眼血尿，颜色可以是鲜红色、茶色或者酱油色。

(2) 腰痛：多为钝痛，如果血块堵塞输尿管可以引起剧烈的绞痛。

(3) 包块：肿瘤长到相当大体积时，在腰腹部可以摸到包块。

(4) 转移症状：转移到肺，可以引起咯血；转移到骨，可以继发病理性骨折。

(5) 副瘤综合征：如发热、红细胞沉降率增快、高血压、肝功能改变、高血钙等。

肾盂癌及输尿管癌常见的表现有：

(1) 血尿：可为无痛性的肉眼血尿或者镜下血尿，呈间歇性。

(2) 腰痛：多表现为钝痛。

(3) 晚期患者可出现消瘦、厌食、腰腹包块及骨痛等。

膀胱癌主要表现为：无痛性、间歇性肉眼血尿，可以伴有不规则血块，也可以出现尿频、尿痛、尿急等下尿路症状。晚期转移可以出现与转移相关的症状及恶病质表现。

前列腺癌早期主要表现：下尿路梗阻症状，如尿频、尿痛、尿急、夜尿增多等，还有血尿，可以是肉眼血尿，也可以是镜下血

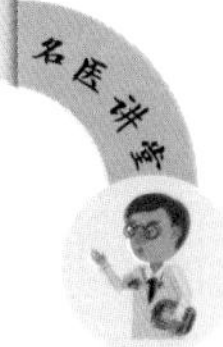

尿。晚期转移至骨，可以引起骨痛、病理性骨折。

17. 老年人血尿需警惕哪5种疾病

血尿（不管是肉眼血尿还是镜下血尿）常常是由泌尿系统疾病导致，也是很多泌尿系统疾病的征象。据统计，25%的泌尿系统肿瘤患者首发就诊症状就是血尿，因此对于血尿患者，一定要进行全面检查以排除泌尿系统肿瘤。可以根据血尿影响到排尿的哪一个阶段来初步判断病变所在的部位：初始血尿病变部位常位于前列腺与尿道；终末血尿病变常位于膀胱颈；全程血尿病变可位于肾脏、输尿管、膀胱。

（1）膀胱癌：最早的症状就是无痛性、间歇性肉眼血尿或者镜下血尿。

（2）前列腺癌：在早期可出现尿频、夜尿增多、排尿困难、尿流变细、尿痛等症状，发展到后期则可出现血尿及尿潴留等症状。

（3）肾癌：血尿是最常见的一个症状，由于肾肿瘤会侵犯到肾盂或肾盏黏膜，从而引起血尿现象。在肾癌患者中，有一半多以上的患者可能会伴有不同程度的血尿。

（4）良性前列腺增生：当患者发生良性前列腺增生时，可引起血尿现象，这主要是由于前列腺体积增大、血管增多而引起的，这样可导致前列腺表面血管扩张、充血，从而可发生无痛性血尿，如果合并炎症和膀胱结石，则可导致血尿症状更加明显。

（5）尿路结石：常表现为运动后血尿，如果出现完全性阻塞尿路后，可导致尿液反流而引起逆行感染，从而引起发热、乏力、嗜睡等中毒现象，如果尿液压迫到肾脏，则有可能引起肾坏死、肾衰竭，出现尿毒症的严重后果。

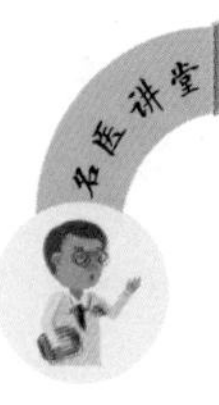

18. 泌尿与男性生殖系统肿瘤患者年龄上有哪些特点

肾癌的好发年龄为55～75岁；肾盂癌和输尿管癌发病的高峰年龄为70～90岁；膀胱癌发病的高峰年龄是60～64岁；前列腺癌确诊年龄的中位数是67岁，63％的患者在65岁以后确诊。

19. 泌尿与男性生殖系统肿瘤患者性别上有哪些特点

肾癌为男性高发，男女比例为1.9∶1；肾盂癌和输尿管癌也是男性高发，男性发病率是女性发病率的2倍；膀胱癌同样是男性高发，男性发病率是女性发病率的2.2倍。

20. 泌尿与男性生殖系统肿瘤的生长方式有哪些

肿瘤常见的生长方式有：膨胀性生长、外生性生长和浸入性生长。肾癌和前列腺癌常见的生长方式是膨胀性生长，表现为结节性增生，肿瘤晚期也可以局部浸润或发生远处转移。肾盂癌、输尿管癌及膀胱癌早期表现为外生性生长，表现为突入管腔内的肿块，可以局部浸润到管壁外或者发生远处转移。

21. 泌尿与男性生殖系统肿瘤在遗传上有哪些特点

如图1－2所示，散发肿瘤需要经过两次打击，才能导致肿瘤的发生、发展；而遗传性肿瘤，因其本身就存在基因的某种缺陷，经过一次打击就能导致肿瘤发生。

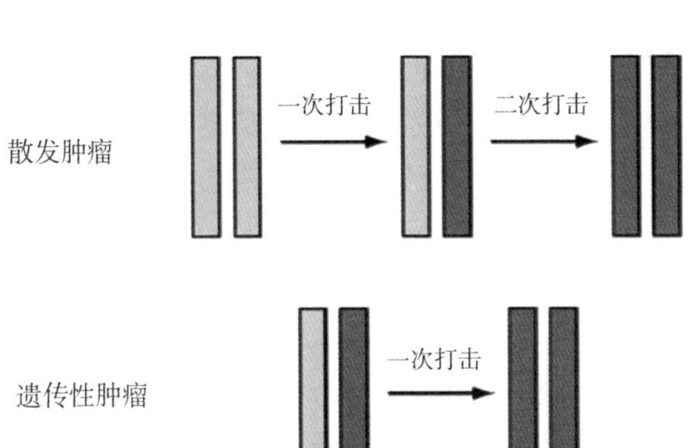

图 1-2 肿瘤的发病机制

绝大多数肿瘤是环境与遗传因素(基因)相互作用所致。遗传性肿瘤占到全部肿瘤病例的 5%～10%,环境因素导致的肿瘤占全部肿瘤的 90%～95%(其中饮食占 30%～35%,感染占 15%～20%,肥胖占 10%～20%,其他占 10%～15%)。

目前已经发现近 3000 个遗传性易感基因,对应的癌症包括遗传性乳腺癌、卵巢癌、胃癌、直肠癌、脑垂体肿瘤、肾癌、视网膜母细胞瘤、胰腺癌、子宫内膜癌、遗传性平滑肌瘤、胆管癌、神经纤维瘤、黑色素瘤、前列腺癌、淋巴瘤、多发性内分泌瘤、白血病等。

泌尿系遗传性肿瘤与全身遗传性肿瘤相比有如下特点:2 个或 2 个以上的近亲出现相同或相关联的肿瘤;1 个或 1 个以上的亲属肿瘤发病年龄早于通常发病年龄;成对器官的双侧肿瘤,如双侧肾癌;同一个人的多发性原发肿瘤。

22. 泌尿与男性生殖系统肿瘤的常用检查方法有哪些

泌尿系肿瘤常见的检查手段主要包括:体格检查、超声检

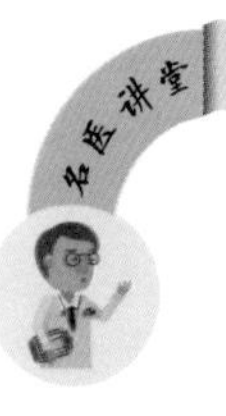

查、CT 检查、磁共振检查以及肿瘤标志物检查。

超声检查对泌尿生殖系疾病有重要诊断价值。对肾上腺肿瘤、肾占位性病变、肾积水、肾囊肿、尿路结石、膀胱肿瘤、前列腺疾病、睾丸疾病等均有重要诊断价值，它对病变的分辨率较 CT 为低，但其探查方向灵活，操作简易，价格低廉，没有放射性，可多次重复检查，临床应用极为广泛。

CT 对泌尿生殖系肿瘤、囊肿、肾上腺肿瘤等占位性病变诊断准确率很高。对恶性肿瘤的早期诊断、肿瘤分期等均有较高价值。它的分辨率高于 B 超，在临床已获得广泛应用。

磁共振检查可检测出软组织成分的改变，对肾上腺疾病、肾肿瘤及其分期，对膀胱肿瘤、前列腺肿瘤及其分期，对隐睾症等均有很高的诊断价值，且没有放射性。

肿瘤标志物又分为血液内的肿瘤标志物和体液内的肿瘤标志物。泌尿系肿瘤血液内的肿瘤标志物最常用而且最有价值的是血清前列腺特异性抗原，常作为前列腺癌筛查指标而被广泛应用于临床。

23. 哪些类型泌尿与男性生殖系统肿瘤适合化疗

总体来讲，化疗在泌尿系统肿瘤的治疗主要用于以下几个方面：晚期肿瘤、新辅助化疗、辅助化疗。

晚期转移性肾癌的化疗，总的有效率为 10%～15%。

肌层浸润性膀胱癌有 10%～15%的患者在确诊时已经出现转移，新辅助化疗是指手术或者放疗前给予全身化疗，也称早期化疗，新辅助化疗可以明显提高患者的 5 年生存率。肌层浸润性膀胱癌手术后也可以进行辅助性化疗。

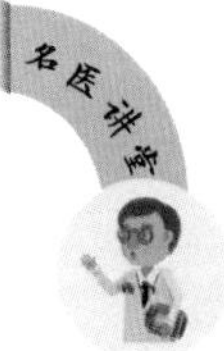

去势抵抗性前列腺癌可以使用多西他赛为基础的化疗药，同时予以其他的综合性治疗，可明显改善患者的生存率。

24. 泌尿与男性生殖系统肿瘤患者的生存期如何

常见的泌尿系肿瘤包括肾癌、膀胱癌、前列腺癌、肾盂癌及输尿管癌等。肿瘤患者能活多久，用医学术语讲就是肿瘤患者的生存率，主要取决于肿瘤发现的早晚、肿瘤的不同细胞类型、治疗的方法、患者本身的体质等多个方面，一般用 5 年生存的百分比来表示（也就是 5 年生存率）。常见泌尿与男性生殖系统肿瘤的 5 年生存率见表 1－1。

表 1－1 肿瘤的分期及生存率

肿瘤类型	肿瘤的分期（发现的早晚）	5 年生存率（%）
肾癌和肾盂癌	局限性肿瘤	93
	区域性淋巴结有转移	70
	有远处转移	12
前列腺癌	局限性肿瘤	99
	区域性淋巴结有转移	99
	有远处转移	33
膀胱癌	局限性肿瘤	70
	区域性淋巴结有转移	36
	有远处转移	5

第二章
前列腺癌

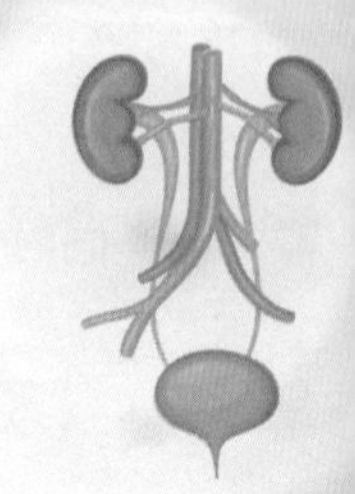

25. 什么是前列腺癌

前列腺癌是指发生在男性前列腺的上皮性恶性肿瘤，是常见的老年男性恶性肿瘤之一。2016 年最新版的《WHO 泌尿系统及男性生殖器官肿瘤病理学和遗传学》中将前列腺原发的上皮源性恶性肿瘤分为以下多种组织学类型：腺泡腺癌、导管内癌、导管腺癌、尿路上皮癌、腺鳞癌、鳞状细胞癌、基底细胞癌、神经内分泌肿瘤。其中前列腺腺癌占 95%以上，因此，通常我们所说的前列腺癌就是指前列腺腺癌。

2012 年我国肿瘤登记地区前列腺癌发病率为 9. 92/10 万，居男性恶性肿瘤发病率的第 6 位。按世界卫生组织（WHO）2018 年 GLOBOCAN 统计，世界范围内，前列腺癌位居男性恶性肿瘤发病率第二位，在美国更是超过肺癌，居男性恶性肿瘤发病率之首，病死率位居所有恶性肿瘤第二位。我国前列腺癌发病率虽然低于欧美，但是随着老龄化进程、生活方式改变、前列腺筛查的普及以及诊断技术的提高，中国前列腺癌的发病率也在快速上升，近 10 年年均增长率已达到 13. 4%。并且我国的

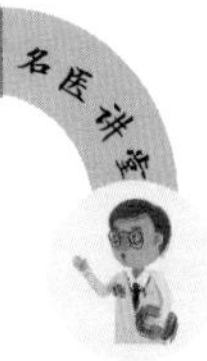

前列腺癌发病率有显著的地域差异，大城市的发病率更高，城市与农村前列腺癌发病率之比可达(3.4～4.4)∶1。上海是前列腺癌全国发病率最高的城市。2009年上海、北京和广州的前列腺癌发病率更是分别高达32.23/10万、19.3/10万和17.57/10万。2015年全国前列腺癌的平均发病率为10.23/10万，病死率为4.36/10万；但近年来其发病率呈现持续快速增长的趋势。

26. 什么是前列腺上皮内瘤

前列腺上皮内瘤(PIN)为前列腺腺体及导管分泌上皮的异型性改变。分为低级别PIN(LGPIN)和高级别PIN(HGPIN)两级。前者对前列腺癌是否存在预测性不高，而后者则与前列腺癌相关联，被认为是前列腺癌的癌前病变。前列腺上皮内瘤和前列腺癌的发生均有区域性分布的倾向，前列腺上皮内瘤在前列腺各区的发生率为：外周区75%，移行区20%，中央区5%，与前列腺癌在各区的发生率非常接近。

27. 前列腺癌的常见病因有哪些

目前医学上尚未找出癌症的准确病因，前列腺癌也是如此。但大量流行病学和临床研究发现，前列腺癌的发生发展与年龄、种族、遗传和环境等因素有密切关系。

1）年龄

前列腺癌的发病与年龄密切相关。随着年龄的增长，50岁以上人群的前列腺癌发病率呈指数增加，70岁以上人群的发病率已超过膀胱癌位居男性泌尿与生殖系统肿瘤第1位。我国新

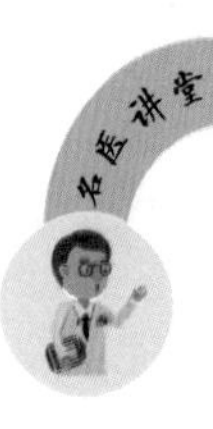

诊断前列腺癌患者的中位年龄为72岁，高峰年龄为75～79岁，而小于60岁人群的前列腺癌相对风险较低。来自中国肿瘤防治研究办公室/中国肿瘤登记中心收集的全国72个登记处的最新数据显示，年龄小于44岁的人群患前列腺癌的可能性仅为0.01%，45～59岁年龄段增至0.34%，60～74岁年龄段增至2.42%，大于75岁年龄段则高达3.24%。因此，老年人要当心前列腺癌的发生，做好前列腺癌的早期筛查。

2）种族

前列腺癌发病率有明显的地理种族差异，澳大利亚、新西兰、加勒比海及斯堪的纳维亚地区最高，亚洲及北非地区较低。黑色人种和白色人种的发病率明显高于黄种人。在美国，非洲裔美国人前列腺癌的发病率最高，达到185.7/10万，是美国白人发病率(107.79/10万)的1.7倍，亚洲男性和亚裔美国人的前列腺癌发病率最低。

3）遗传

遗传家族史是前列腺癌发病最重要的因素之一。如果一个一级亲属(兄弟或父亲)患有前列腺癌，其本人患前列腺癌的危险性会增加1倍以上。2个或2个以上一级亲属患前列腺癌，相对危险性会增至5～11倍。有前列腺癌家族史的患者平均发病年龄比没有家族史的早6～7年，遗传因素的作用在年轻患者中体现更为明显。中国台湾地区的一项回顾性研究显示：6%的前列腺癌患者有阳性家族史，而发病年龄小于70岁的患者中9.1%有阳性家族史。

遗传流行病学的研究发现：单卵双生子的前列腺癌患病率明显高于双卵双生子，提示遗传因素在发病中占有重要地位。前列腺癌高危家族的基因组研究首次将前列腺癌可疑位点定位

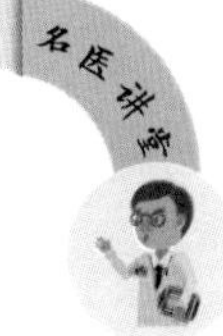

于1号染色体长臂上，称为 *HPC*1 基因座。进一步的研究发现位于 *HPC*1 基因座的 *RNASEL* 基因在部分连锁家族中出现种系突变，导致其基因产物的表达异常，使前列腺细胞凋亡失控。然而 *RNASEL* 基因的突变仅占遗传性前列腺癌的一小部分。重要基因的多态性是导致前列腺癌基因易感性的另一个原因，研究较多的有雄激素受体（AR）、维生素D受体（VDR）、细胞色素P450（CYP）和2型5α还原酶（SRD5A2）的编码基因。

4）饮食

研究提示前列腺癌发生与富含脂肪、肉类和奶类的饮食相关。美国出生的亚裔人群前列腺癌的发病风险与其在美国居住的时间和饱和脂肪酸的摄入量密切相关。国内的一项病例对照研究也证实前列腺癌患者的脂肪摄入量和脂肪所占的能量比明显高于对照组。脂肪酸过氧化过程中可产生具有致癌损伤的过氧化物。研究发现，参与脂肪酸过氧化的酶AMACR（α-甲基酰基辅酶A消旋酶）在前列腺癌组织中过度表达，但不存在于正常前列腺组织中。因为牛肉和奶制品是日常支链脂肪酸的主要来源，前列腺癌中AMACR的上调可能有助于解释西方饮食和前列腺癌的相关性。除此以外，动物脂肪可能通过影响体内激素水平、在高温烹调加工过程中产生致癌物等途径促使前列腺癌的发生。

流行病学的研究同样提示了许多有前景的预防前列腺癌的食物，如大豆和番茄。经常食用大豆及其制品被认为是亚洲国家发病率低的原因之一。大豆中富含植物类雌激素，在动物实验中能够缩小肿瘤体积并减少PSA的分泌。番茄中富含一种抗氧化剂——番茄红素，摄入量大的人群相对于较少者减少了16%的患病风险。

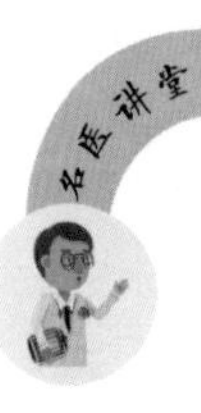

5）激素

雄激素在前列腺的发育和前列腺癌的进展过程中起着关键作用。在动物实验中，雄激素和双氢睾酮能够诱发前列腺癌。然而，流行病学研究并未肯定雄激素浓度在前列腺癌患者与对照人群之间存在显著差异。这可能是由于雄激素的致病作用是在肿瘤形成前数十年间所产生的，同时目前的研究忽略了复杂的激素网络的相互作用。胰岛素和胰岛素样生长因子(IGF)也是前列腺癌发病的相关因素。流行病学资料显示：胰岛素浓度最高组的人群患前列腺癌的风险为最低组的2.6倍。IGF-1是一种多肽生长因子，参与调节肿瘤细胞的增殖、分化和凋亡。

28. 男性久站易患前列腺癌吗

关于久站是否会引起前列腺癌目前尚无明确的定论，但调查显示教师职业是前列腺炎的高发职业，提示久站可能会诱发前列腺炎。久坐久站都会使前列腺处于不正常状态，久而久之就会诱发疾病。加之缺少锻炼，致使局部微循环不畅，时间长了就会形成慢性前列腺炎。

29. 哪些人容易患前列腺癌

前列腺癌主要发生于老年男性，因此，随着年龄增长，前列腺癌的发病率明显增加，尤其50岁以后，前列腺癌的发生率明显升高。前列腺癌的发生与饮食等生活习惯关系密切，高动物脂肪饮食是一个重要的危险因素，尤其经常进食红肉(猪、牛、羊等)是一个主要的危险因素，因为维生素D是预防前列腺癌发

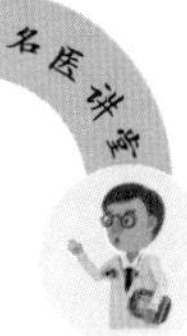

生的物质，而这类饮食通常含有大量钙，影响维生素 D 的吸收与代谢，降低维生素 D 的水平，从而使肿瘤易发。这也是我们国家前列腺癌的发病率近年来迅猛上升的原因之一。另外，遗传因素也不可忽视，家族中有前列腺癌的人，尤其父辈或兄弟中有前列腺癌的患者，患病的概率比无家族史的人高一倍以上。前列腺是男性最大的附属性腺器官，前列腺癌是依赖性激素的肿瘤，性生活也会影响前列腺癌的发生。有数据显示，缺乏正常性生活的老年男性，容易得前列腺癌。但是对于年轻人，不节制的性生活可能会增加将来患前列腺癌的可能性，正所谓过犹不及。因此，不健康的性生活也会导致前列腺癌的发生。同时，肿瘤的发生与机体免疫异常密切相关，过大的精神压力、缺乏锻炼、作息不规律等不健康生活方式也是前列腺癌的诱发因素。

30. 男性不育会增加患前列腺癌的概率吗

不育男性更可能发生前列腺癌和睾丸癌以及糖尿病、缺血性心脏病等慢性病。美国加州癌症中心和 15 家体外受精中心调查了 22 562 例病例发现，不育男性确诊前列腺癌的概率是正常男性的 2.6 倍，确诊睾丸及生殖细胞肿瘤的概率是正常男性的 3 倍多。

此外，瑞典最新一项研究发现，同自然方法受孕的父亲相比，那些曾接受过人工授精或试管婴儿(in-vitro fertilization, IVF)治疗的男性，罹患前列腺癌的风险也会显著增加。

研究称，这并非意味着男性不育症治疗手段本身是导致前列腺癌的原因。但是可能这些接受不育症治疗男子本身的一些遗传缺陷是引发他们日后高发前列腺癌的原因。

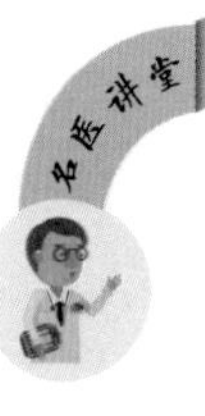

瑞典专家在比较分析了120万名婴儿和他们生父的数据之后发现，通过人工授精所生孩子的父亲比自然受孕父亲未来患前列腺癌的风险高出60％。

31. 前列腺癌为什么青睐肥胖男性

在欧美国家，前列腺癌一直是威胁男性健康的最重要肿瘤，在我国，前列腺癌的发病率呈现不断上升的趋势，给中老年男性健康和生命带来极大的危害，其中，老龄化、吸烟、肥胖是前列腺癌发病的重要危险因素。

近年来，随着我国城镇化进程的不断加快，人们的生活方式和饮食结构均出现了较大的改变，肥胖问题越来越严重，因为肥胖而导致的疾病也越来越多。以此推而广之，肥胖在前列腺癌发生、发展中的作用应该引起足够的重视。

国内外众多研究都表明，肥胖会增加身体的氧化应激反应，同时炎症反应、能量储存和胰岛素抵抗都会增加，而这些变化都与肿瘤的发展存在千丝万缕的联系。而肥胖与前列腺癌的关系一直是科学家和医学专家关注的问题。国内外众多研究表明，肥胖与前列腺癌之间存在正相关关系，但也有研究表明，肥胖是前列腺癌的保护因素，能延缓前列腺癌的进展，其原因主要是因为脂肪中的芳香化酶能使睾酮转变成雌二醇，从而导致雄激素水平下降，进而延缓了前列腺癌的进展。因此，肥胖所致的雄激素水平降低，在前列腺癌的不同阶段可发挥不同的作用，对早期非进展前列腺癌具有保护作用，而对于进展后的晚期前列腺癌则又是促进因素。

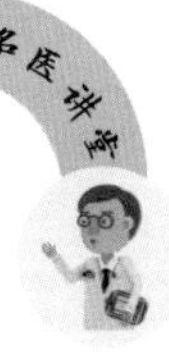

32. 前列腺癌与饮食有关吗

据国家癌症中心的最新数据，前列腺癌自 2008 年起已居我国泌尿与男性生殖系统肿瘤的首位，上海的前列腺癌发病率更是高达 32.23/10 万。目前已知年龄、种族、遗传是前列腺癌内源性的高危因素，饮食作为外源性的因素也影响着前列腺癌的临床进程。

1）致癌饮食

（1）高能量饮食：研究显示，总能量摄入与前列腺癌的发生显著相关。每天摄入的热量越高，前列腺癌的发病率也同步升高。

（2）脂肪/脂肪酸：过量的脂肪摄入，尤其是动物脂肪的摄入是前列腺癌的一个重要危险因素。根据 32 个国家的统计，前列腺癌的发病率与脂肪的摄入高度相关。

（3）食物中的致癌物质：前列腺癌的发病率与芳香胺的摄入量呈正相关，而芳香胺是在高温烹饪蛋白质含量高的食物尤其是肉和鱼时产生的。长期食用油炸食品是前列腺癌的高危因素之一。

（4）钙：大量钙的摄入与前列腺癌的发病率呈正相关，但钙的缺乏会导致骨质疏松等问题，所以很难通过抑制钙的摄入来降低前列腺癌的发病率。

（5）乳制品和牛奶：病因学研究已经证实，乳制品的高摄入使患前列腺癌的危险性增加 50%。WHO 的一项针对 41 个成员国统计数据的研究显示，牛乳中的非脂肪成分与 56～74 岁的前列腺癌的病死率呈高度正相关。

（6）酒：饮酒是否与前列腺癌有关，对此持否定的人较多，

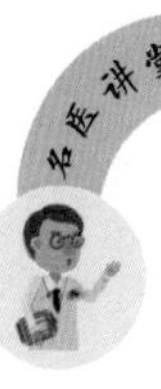

但最近也有人研究认为，大量饮酒成瘾则可成为前列腺癌的诱发因素之一，因此，过度饮酒对前列腺癌发生具有一定危险性。

2）保护性的营养素

（1）硒：硒是一种微量元素，在土壤中以硒化物形式存在，经过植物进入人类食物链。面包、谷物、鱼、鸡和肉类食品中均含有硒，一项研究调查了51529例40～75岁健康男性趾甲中硒含量和前列腺癌发生率的关系，发现硒含量高的人群前列腺癌发生率相对较低。

（2）维生素D：维生素中对前列腺癌有显著抑制作用的主要是维生素D和维生素A，接受紫外线照射是获得维生素D的主要来源。研究表明，照射紫外线和前列腺癌患者的病死率呈反比关系。在实验模型中，使用维生素降低了恶性前列腺癌细胞的浸润。

（3）维生素A：维生素A作为一种抗氧化剂，具有抑制自由基团癌变的潜能，抑制了致癌的亚硝基胺形成，提高了机体的免疫力，故其与前列腺癌的发病率密切相关。

（4）植物性雌激素：雄激素与前列腺癌的发病密切相关。异黄酮和木脂素属植物性雌激素，具有生物活性和弱的雌激素作用，黄酮类化合物同样具有弱的雌激素作用，以及有抗氧化、促进癌细胞凋亡的作用。

3）保护性的饮食

（1）低脂高纤维饮食：是目前预防前列腺癌的最主要方法，能显著降低前列腺癌的发病率。临床上，前列腺癌的发生在全世界有明显的地域性，北美及北欧国家的发生率高，而亚洲和地中海国家的发生率低。日本人移居美国后，前列腺癌发生率就会增高，然而移居美国的日本人如果保持传统的日本生活习惯，

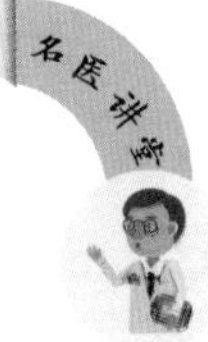

其前列腺癌的发生率则不会提高。

(2) 豆类：豆类食品含丰富的异黄酮，豆类食品的消费可以明显降低前列腺癌的危险，其保护作用是其他食品的4倍以上。动物实验证实，补充黄豆蛋白可抑制前列腺癌的发生和发展，其机制是降低细胞增殖和血管生成并促进癌细胞凋亡。

(3) 蔬菜、水果：很多新鲜蔬菜水果都含有大量异黄酮，其中一些具有雌激素和抗氧化特性，经常摄入水果（苹果、西红柿、西瓜）及蔬菜（大蒜、胡萝卜）是预防前列腺癌的重要保护性因素；水果、蔬菜的食用频度与患前列腺癌的危险性降低有关联。

(4) 茶：绿茶中含青黄酮醇（又称为儿茶酸），儿茶酸可以抑制种植在裸鼠身上的人前列腺癌，使之缩小。统计学研究表明：亚洲人前列腺癌发病率低，可能与亚洲人比西方人消耗更多的茶有关。喝茶的饮用频度与前列腺癌亦存在相关性，饮用频度越高，患前列腺癌的风险性越低。

(5) 石榴：石榴汁含丰富的多酚，包括鞣花酸（鞣花丹宁和鞣花酸糖苷）、没食子丹宁和花色素及其他黄酮类成分。其中含量最丰富的是鞣花丹宁，占石榴汁中抗氧化活性成分的50％以上。鞣花酸和丹宁具有抗癌的特性，可诱导癌细胞分裂周期停止和凋亡，且可抑制肿瘤形成和生长。

饮食既可以诱发和促进前列腺癌的发生和发展，又可以预防前列腺癌。老年男性，尤其是青壮年男性，应该重视饮食对前列腺癌的影响，拒绝致癌饮食，多吃对前列腺癌有预防作用的食物。

33. 性生活与前列腺癌有关吗

研究显示，性生活频繁程度与前列腺癌发病率有很大的关

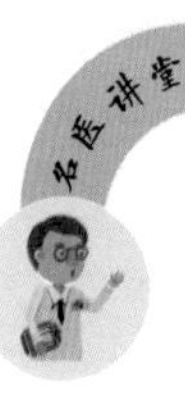

系。以美国为主的多国癌症研究发现，合理的性生活是预防前列腺癌的良好措施，这一研究针对1 079名前列腺癌患者和1 259名健康男性进行调查，结果显示，男性在20～50岁期间射精的次数越多，患上前列腺癌的概率就越低，如果在20多岁时每天自慰或性交1次，患上前列腺癌的概率会降低1/3，此结果得出时研究已经持续了4年。

这是因为，精液若长期积蓄在体内，可对前列腺管道内的细胞有致癌作用，正常情况下精液并不能致癌，但其浓缩后就会有致癌作用，长期不射精者体内精液会处于饱和状态。由于每人的身体素质和性能力的差异，到底性生活频率多少最为合适？这个问题还得根据每个人的具体情况而定。正所谓因人而异，恰到好处为佳，否则就会过犹不及。

但是对于那些已经查出患有前列腺癌的患者，却是另一种情形了，此时若是继续进行性生活则是有害的。性生活时尿道与膀胱颈部会出现强烈的收缩，出现射精疼痛，若是前列腺癌已侵犯膀胱颈部及后尿道，性交后则还会因为强烈的收缩而出血，导致血尿或血精，前列腺也会因此而充血，更加不利于病情的控制。

34. 吃壮阳药会增加患前列腺癌的风险吗

绝大部分男性在一生中的某个阶段都可能会遇到前列腺相关症状的困扰。近年来，在欧美，前列腺癌的病死率已经上升至男性癌症病死率的首位。因此，对于中老年男性患者，如何避免罹患前列腺癌是他们所关心话题的重中之重。男性在平时生活中偏爱所谓的“壮阳药”，到底对前列腺癌的发生起到什么样的

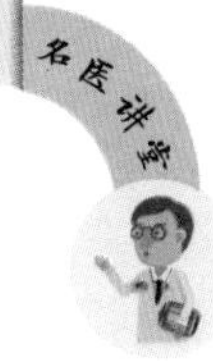

作用呢？

目前市场上流行的所谓“壮阳药”，通常都包含有雄激素成分，而对于此类产品，一定要多加甄别，不能盲目服用，不然可能会导致不良后果，所以不要盲目听信部分广告的宣传。如果通过正规医院检查发现，雄激素水平低于正常值，需要适当补充，在医生处方的指导下，按治疗需要适当补充是允许的，切记不要自行购买服用不明来历的所谓“壮阳药”。

流行病学调查发现，前列腺癌还与生活水平和饮食结构有关，饮食中脂肪、蛋白质及胆固醇成分越多，则前列腺癌发病风险就越大。

因此，在平时生活中，中老年男性要根据自身需要合理服用药物，同时，做好饮食合理安排，减少前列腺癌发生的概率。

35. 慢性前列腺炎会促进前列腺癌的发生吗

临床上，慢性前列腺炎是由多种复杂原因和诱因引起的前列腺炎症，有免疫、神经、内分泌参与的错综复杂的病理变化，以尿道刺激症状和慢性盆腔疼痛为主要临床表现。前列腺癌是发生于男性前列腺组织中的恶性肿瘤，是前列腺腺泡细胞异常无序生长的结果。

有些人担心慢性前列腺炎会转变成前列腺癌，其实大可不必。因为它们是两种完全不同的疾病。前列腺癌的病因目前尚不十分清楚。研究发现，人和动物被阉割睾丸后前列腺就会萎缩，则不会发生前列腺癌，故认为前列腺癌的发生与发展有明显的雄激素依赖性。

流行病学研究也认为发生前列腺癌的先决条件是男性、年

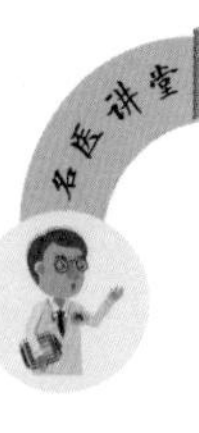

龄增加和雄激素刺激三要素。流行病学研究也无法证明慢性前列腺炎与前列腺癌的发生有必然联系。根据临床上慢性前列腺炎具有青壮年发病率高、不影响睾丸分泌雄激素的功能及激素代谢的特点，可推断慢性前列腺炎不会导致前列腺癌。

至少可以说，慢性前列腺炎近期一定不会直接引起前列腺癌。至于“年轻时患过慢性前列腺炎，年老后前列腺癌的发病率就会比正常人高”的说法，目前尚无确凿证据，有待进一步的研究。

36. 前列腺增生术后会发生前列腺癌吗

很多人认为接受了前列腺增生手术治疗后，就不会再得前列腺癌，甚至不少人是抱着“预防”前列腺癌的目的来接受前列腺增生手术的，认为把前列腺都切掉了，就不会再得前列腺癌了。其实这是不对的。在接受前列腺增生手术前，你的医生一定会告诉你，接受了前列腺增生手术后，仍然有罹患前列腺癌的可能性。这是为什么呢？

前列腺就好比一个完整的橘子，前列腺增生好发于它的中央区域，好比橘瓣部分，而前列腺癌则好发于它的周边地带，好比橘皮部分。我们通常所说的前列腺增生手术，是指经过尿道置入等离子或激光等设备，切除增生的前列腺腺体也就是把“橘瓣”部分切掉，但是前列腺的“橘皮”部分仍然被保留。也就是说，接受了前列腺增生手术后，最易于长前列腺癌的橘皮部分仍然留在我们体内，因此，仍然存在罹患前列腺癌的可能。只有真的患有早期前列腺癌的患者，才会把整个前列腺做根治性切除，但这个手术的难度和风险都远大于前列腺增生手术，因此不适

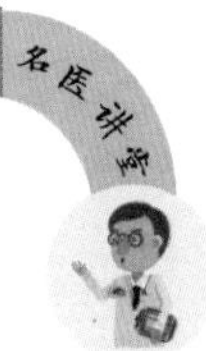

合于良性的前列腺增生患者的治疗。

37. 前列腺癌是如何分类的

临床上，前列腺癌一般分为前列腺潜伏癌、前列腺偶发癌、前列腺隐匿癌、前列腺临床癌。前列腺潜伏癌是指在生前没有前列腺疾病的症状和体征，在死后尸检中由病理学检查发现的原发于前列腺的腺癌；前列腺偶发癌是指临床以良性前列腺增生为主要症状，在切除增生的前列腺组织中，组织学检查发现前列腺癌；前列腺隐匿癌是指患者无前列腺疾病的症状、体征，但在淋巴结活检或骨穿的标本病理学检查中证实为前列腺癌；前列腺临床癌是指临床检查（指诊、超声、CT 或磁共振等）诊断为前列腺癌，并可经过活检证实。

从遗传学的角度前列腺癌可以分为散发型、家族型和遗传型。散发型指发病个体无相关家族史的情况；家族型是指患者的其他家庭成员中有一名或者更多成员患有前列腺癌的情况；遗传型是指核心家庭中有三名及以上成员患病、连续三代均有前列腺癌患者或者有两名前列腺癌患者确诊年龄小于 55 岁的情况。

38. 前列腺癌的临床表现有哪些

多数前列腺癌早期病变局限无症状，少数可有早期排尿梗阻症状，晚期可出现一些特异性症状。

（1）局部表现：当肿瘤增大至阻塞尿路时，可出现与良性前列腺增生相似的膀胱颈梗阻症状。表现为逐渐加重的尿流缓

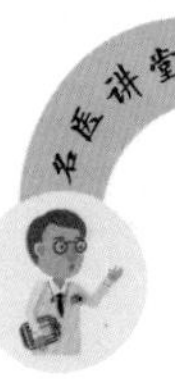

慢、尿频、尿急、尿流中断、排尿不尽、排尿困难。癌引起排尿困难和血尿常属晚期。当病变范围广泛侵犯尿道膜部时可产生尿失禁，侵犯包膜及其附近神经周围淋巴结时，压迫神经可引起局部疼痛，压迫坐骨神经可引起下肢放射性疼痛。直肠受压时可出现排便困难，当肿瘤沿淋巴结转移致输尿管受压阻塞时，可有腰痛、肾积水表现，双侧者可出现少尿、肾衰竭。前列腺导管癌及移行细胞癌常出现无痛血尿伴尿频、排尿困难，当肿瘤侵及精囊时可有血精。

（2）远处转移症状：骨转移是前列腺癌的常见症状，部分患者是以转移灶的症状就医，而无前列腺局部原发症状。任何骨骼均可被侵犯，骨盆和腰椎骨是早期转移最常见的部位，其次为胸椎、肋骨和股骨。骨转移症状表现为持续性骨痛，静卧时更为明显，可引起病理性骨折甚至截瘫。其他转移症状可有皮下转移结节、肝大、淋巴结肿大，下肢淋巴回流受阻时出现下肢水肿，脑转移时致神经功能障碍，肺转移时可出现咳嗽、咳血、胸痛等。晚期患者可出现食欲不振、消瘦、乏力及贫血等表现。

39. 老人腰脊痛需注意什么

随着年龄的增大，老年人的骨质不断丢失，可能会伴有腰脊痛，并且发病率较高，一般也无须特殊处理，是一种生理衰老症状，但部分肿瘤疾病容易继发脊柱转移而表现为腰脊痛，容易被忽视。

目前，我国老年男性的前列腺癌的发病率不断提高，并且前列腺癌最常见的转移方式就是骨转移，一般转移至肋骨、髂骨、脊柱等，转移至脊柱后最常见的症状就是腰背痛，所以对于中老

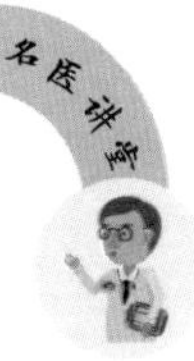

年男性，如果出现腰脊痛则不可轻视，如果合并有泌尿系统症状，则更应该引起高度重视。

在临床实践中，老年男性如果出现腰脊痛，特别是合并有泌尿系统症状的患者，在寻求骨科专科医生帮助的前提下，应该常规行血清前列腺特异性抗原检查，如果结果正常，可暂时按骨科专科医生指导进行预防治疗，如果前列腺特异性抗原异常，首选前列腺穿刺病理明确诊断，如果确诊，再行全身骨扫描检查，明确是否存在骨转移以及骨转移部位。

前列腺癌骨转移主要通过三个方面来治疗：一是控制全身肿瘤的进展，二是控制骨转移灶的肿瘤病灶，三是减少疼痛。因为骨转移已经属于晚期，控制全身肿瘤的进展，可以使用内分泌治疗和化疗，如果明确为寡转移，可以切除前列腺。控制骨转移灶的肿瘤病灶可以做局部放疗，还可以使用双膦酸盐，这样可以控制转移灶，减少骨并发症，减少骨痛，也可以使用局部放疗，还可以使用止痛药物。

40. 前列腺癌为什么会导致排尿困难

早期前列腺癌无明显症状，但是随着前列腺癌病灶的逐渐增大，会出现类似前列腺增生的各种压迫梗阻症状：如尿线细、射程短、尿流缓慢、尿流中断、尿后滴沥、排尿不尽、排尿费力。当前列腺癌病灶进一步增大并严重压迫尿道时，就会出现排尿困难。除此之外，前列腺癌病灶还可压迫直肠引起大便困难或肠梗阻，也可压迫侵袭输精管引起血精，压迫神经引起会阴部疼痛等。所以，排尿困难并不是前列腺癌的特有症状，更多见于良性前列腺增生。

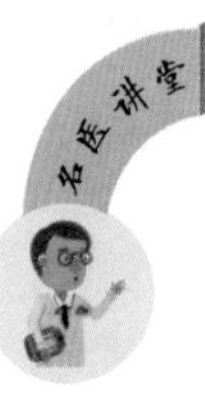

41. 前列腺癌为什么会导致尿频、尿急

前列腺癌患者出现尿频、尿急往往继发于排尿困难，与膀胱功能的变化有关。前列腺增大后，就会压迫后尿道，引起排尿困难。膀胱为了尽可能地排空尿液，就要努力收缩，久而久之，就会出现膀胱功能的改变，比如逼尿肌增生、逼尿肌功能紊乱，出现无抑制的收缩。也就是说，由于逼尿肌功能异常，在膀胱内尿液较少时，就会出现逼尿肌的兴奋，从而频繁产生尿意，甚至非常急迫地要排尿，少数人还会出现尿失禁。如果前列腺癌侵犯膀胱，也会引起尿频尿急。另外，由于排尿困难，很多人残余尿较多，易于发生尿路感染，也会有尿频、尿急甚至尿痛，因此，若患者出现上述症状，应排除尿路感染的存在。

42. 前列腺癌为什么会导致血尿

一般来讲，前列腺癌不会有血尿，因为前列腺癌主要发生于外周带，也就是说远离尿道的区域，一旦患者出现血尿，说明其前列腺癌病灶较大，已经侵犯后尿道或膀胱颈部，此时的前列腺癌多属于中晚期了。已经穿透后尿道或膀胱颈部的前列腺癌组织，暴露于尿液中，由于癌组织较脆，就会像膀胱癌一样出现血尿。但是，前列腺癌很少出现全程血尿，往往表现为初始血尿，也就是说，在排尿开始时出现血尿，中后段的尿液则正常，也有部分患者出现终末血尿，就是在排尿快结束时出现血尿，甚至排尿结束时出现滴血。临床上，肉眼血尿更多见于尿路感染、膀胱癌、泌尿道结石等，但是对于前列腺癌患者而言，血尿常提示前

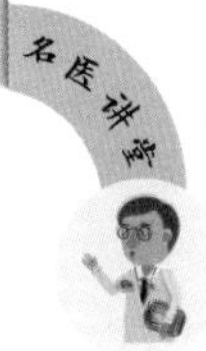

列腺癌已有所进展。

43. 前列腺癌为什么会导致骨痛

由于前列腺癌发病很隐匿，早期没有任何明显症状。有些患者发病时即表现为骨痛，特别是前列腺PSA筛查不完善的地区，骨痛常提示前列腺癌已骨转移。前列腺癌最常见也是最早的骨转移临床表现就是骨骼疼痛。前列腺癌为什么比较早出现骨转移？这是因为前列腺的静脉丛与骨骼的骶前静脉丛有交通，前列腺癌容易转移到骨盆和脊柱。持续的钝痛常常影响患者的食欲及日常的生活节奏，以致患者日渐消瘦，痛苦不堪。前

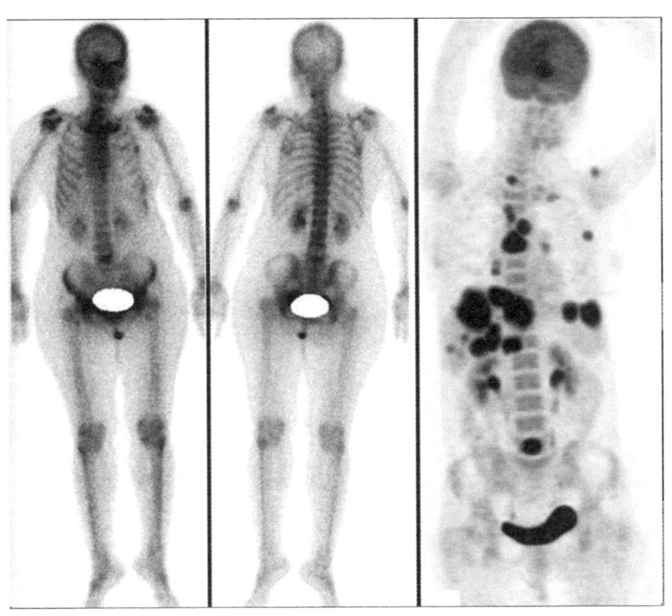

图2-1 前列腺癌骨扫描

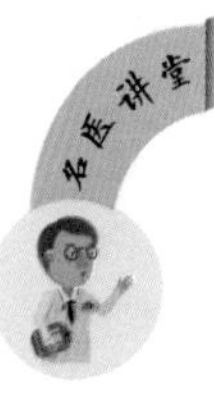

列腺癌骨转移病灶可见于髂骨、椎体、肋骨、颅骨和长骨近端等，大多发生在骨骼中轴线血运丰富的部位。由于骨头慢慢地被肿瘤细胞侵蚀，转移的骨骼很容易发生病理性骨折，即轻微外力或非外力作用下即发生的骨折。此时，如果之前未行前列腺穿刺活检诊断，那么及时进行前列腺增强 MRI 和全身骨扫描检查就尤为重要，不仅可以明确前列腺病变情况，还可以评估有无骨痛部位及其他隐匿部位骨转移。

44. 为什么很多前列腺癌患者确诊时会伴有多发性骨转移

多数前列腺癌患者早期病变局限无症状，少数可有早期排尿梗阻症状，这些症状轻微且无特异性，很多老年患者常把这些症状当成是自然老化现象或前列腺增生而不予重视，从而错过了到医院检查治疗的最佳时机。如果出现持续性骨痛，特别是静卧时疼痛症状尤为明显，则往往提示前列腺癌骨转移。骨转移是前列腺癌最常见的转移方式，可发生于任何骨骼，常见的骨转移部位有骨盆、腰椎、骶骨、胸椎、肋骨等。一般来说，癌分化越差，发生骨骼转移的概率就越高。

以前，我国前列腺癌的早期筛查尚不十分普及，大部分患者是以尿路症状或骨痛而就诊。一项多中心研究显示，就诊患者的 PSA 中位数为 46.1 ng/ml，远超过＞10 ng/ml 的穿刺标准，此时大部分患者已经发生了淋巴和骨转移。可喜的是，近年来，随着前列腺癌科普和筛查的大力推广，我国早期前列腺癌的诊断率大幅提高，发生骨转移时才就诊的前列腺癌患者越来越少。

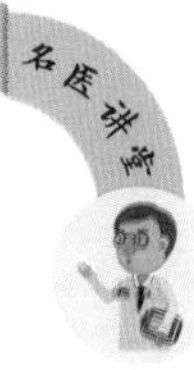

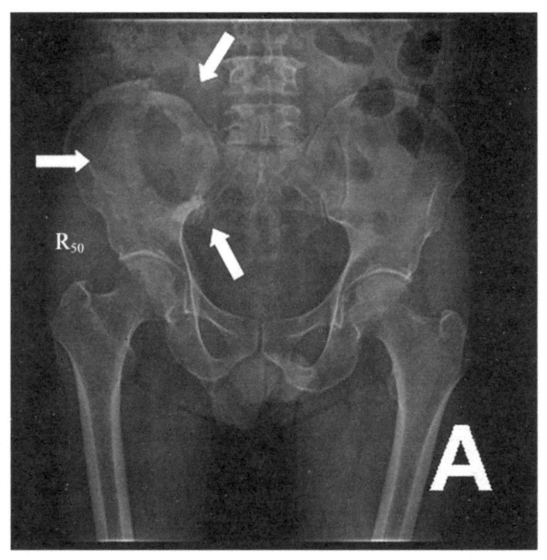

图 2－2　前列腺骨破坏

45. 前列腺癌与前列腺增生临床表现上有哪些区别

前列腺增生和前列腺癌是高发于老年男性的两种疾病，都是由于前列腺所致的尿路梗阻而引起排尿困难，临床表现有很多相似之处，有时很难鉴别。所不同的是，前列腺增生是一种良性疾病，经正确治疗，预后多属于良好，而前列腺癌却是一种恶性肿瘤，如不及时治疗，症状可迅速加重。

前列腺增生的血尿发生率高，病程进展慢。前列腺增生的病变主要位于尿道黏膜下腺体，靠近尿道，容易引起尿道梗阻，早期出现夜尿次数增多，随后便有排尿困难及血尿症状。前列腺癌的血尿发生率低，病程发展快。前列腺癌的早期没有明显症状，血

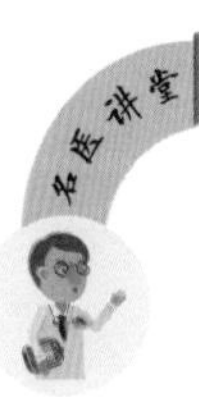

尿发生率不高，这是因为癌肿部位在离开尿道较远的腺体外层，当前列腺癌肿侵犯到尿道引起血尿等症状时，病变往往已达晚期。

前列腺增生的症状仅局限于泌尿系统。前列腺癌的症状除泌尿系统外，癌细胞还可转移到骨骼系统等引起症状，比如出现腰部、骶骨部和髋部等部位的疼痛。

前列腺增生患者在指检时可触及增大的前列腺，其表面光滑，质地稍硬，中央沟变浅或消失。发生癌变的前列腺则可触及很硬的结节，有明显触痛，且结节位置较固定。

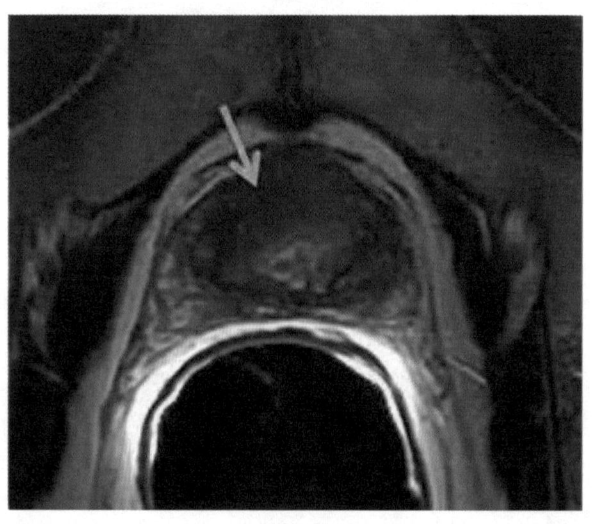

图2-3　磁共振前列腺结节

46. 前列腺癌晚期的症状有哪些

由于大多数前列腺癌病例发展缓慢，许多男性可能死于其他与高龄有关的疾病，甚至没有意识到自己患有这种癌症。当前列腺癌进入晚期时，患者可能面对的症状包括体重下降、盆骨痛、背部或髋关节疼痛、排尿困难，如排尿时有灼伤和疼痛的感觉、无法正常排尿、尿液带血等。具体症状如下：

(1) 早期症状不明显：90%的早期前列腺癌由于仅局限于前列腺腺体，不会影响尿道功能，对患者生活并无明显影响。

(2) 排尿困难：前列腺癌进一步进展，压迫尿道出现各种尿路症状，如排尿困难、夜尿、尿痛、血尿等，诸多排尿问题给患者日常生活带来很多不便，甚至是痛苦。

(3) 行动困难、剧痛：前列腺癌骨转移会导致骨骼疼痛、病理性骨折，疼痛指数可达到8～10(相当于女性生产疼痛)，使患者行动困难甚至长期卧床。

(4) 全身乏力：前列腺癌转移后还可能导致阳痿、乏力、食欲下降等多种不适，特别是全身乏力的症状，严重影响患者日常活动。

(5) 瘫痪、大小便失禁：如果癌症转移到脊柱压迫神经，很可能引起下肢无力麻木，膀胱和肠道失去控制，导致瘫痪、大小便失禁。

(6) 情绪消沉：由于晚期前列腺癌病程漫长，患者常会出现情绪低落消沉、失眠抑郁，这些症状使患者整体生活质量进一步下降。

47. 前列腺癌会遗传吗

引起前列腺癌的危险因素尚未明确，已被确认的包括年龄、种族和遗传性。如果一个一级亲属(父亲或亲兄弟)患有前列腺

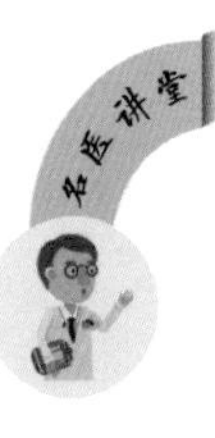

癌，他本人患前列腺癌的危险性会增加1倍以上。2个或2个以上的一级亲属患前列腺癌，他本人患前列腺癌的危险性会增加5～11倍，而且发病年龄相对于那些没有亲属患前列腺癌的患者，也会提早6～7年。前列腺癌患者群中一部分人群为真正的遗传性前列腺癌，指的是3个或3个以上亲属患病或至少2个为早期发病(55岁以前)。

虽然知道前列腺癌会遗传，但是有亲属患前列腺癌的男性也不必过于担忧，因为遗传只是前列腺癌多种危险因素之一，只要针对其他危险因素做好预防工作，并提高健康意识、定期体检，做到早诊断早治疗，是完全可以将前列腺癌带来的伤害降到最低的。

48. 什么是前列腺特异抗原？它有什么临床意义

前列腺特异抗原(prostate specific antigen, PSA)是由前列腺上皮细胞分泌产生，属激肽酶家族蛋白，存在于前列腺组织和精液中，在正常人血清中含量极微。前列腺特异抗原的主要生理功能是防止精液凝固，具有极高的组织器官特异性，是目前诊断前列腺癌的首选标志物。

但血清PSA升高不是前列腺癌特有的，前列腺癌、前列腺增生、前列腺炎都可能使血清PSA升高。另外，尿路感染、前列腺穿刺、急性尿潴留、留置导尿管、直肠指诊、前列腺按摩等也可以影响血清PSA值。因此PSA检查应在射精24小时后，膀胱镜检查、导尿等操作后48小时，前列腺直肠指诊后1周，前列腺穿刺后1月进行，并排除急性前列腺炎等疾病。首次检测发现PSA升高，需排除各种感染因素，并再次复查PSA，如果PSA

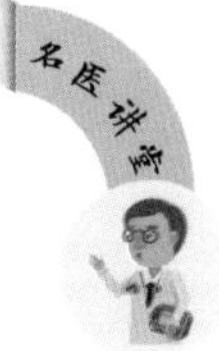

仍高，需要行前列腺穿刺活检才能明确诊断是前列腺癌。

因此，PSA升高患者可能罹患前列腺癌，而不是一定罹患前列腺癌。

49. 如何进行PSA筛查

前列腺癌筛查是以无临床症状的男性为对象、以PSA检测为主要手段的系统性检查，主要目的是降低筛查人群的前列腺癌病死率且不影响筛查人群的生活质量，前列腺癌筛查的意义在于提高前列腺癌的检出率，发现早期前列腺癌，尤其是具有临床意义的前列腺癌。

目前，我国前列腺癌的发病率和病死率及其构成与欧美国家还存在着显著差异，美国新发病例中约有81%为临床局限性前列腺癌，而我国只有33%，其余均为晚期或者转移患者，预后远远差于欧美发达国家。因此，在我国，对高危人群进行PSA筛查是早期诊断和治疗具有临床意义前列腺癌的重要手段。

前列腺癌筛查的目标人群：对身体状况良好且预期寿命大于10年以上的男性开展基于PSA的前列腺癌筛查，应每2年检测一次，根据患者的年龄和身体状况决定PSA检测的终止时间。需要注意的是，只有在对患者详细阐明前列腺癌筛查的风险和获益之后才能开展PSA检测。

对前列腺癌高危人群要重视筛查。高危人群包括：年龄>50岁的男性；年龄>45岁且有前列腺癌家族史的男性；年龄>40岁且基线PSA>1 ng/mL的男性患者。

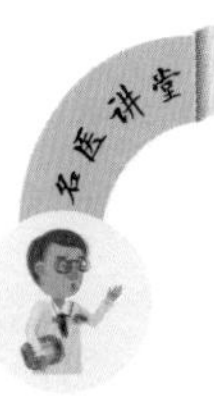

50. 哪些因素可影响PSA的检查结果

直肠或尿道内检查，如前列腺按摩、前列腺活检、直肠指检、留置导尿管、膀胱镜操作等，均能引起血清 PSA 升高。此外，射精、前列腺炎、尿潴留、泌尿道感染、长时间骑自行车、服用 5a 还原酶抑制剂(如保列治)等因素也能对 PSA 水平造成影响。前列腺炎应在症状消失后 8 周测定 PSA。PSA 血液标本应在采集 3 小时内离心并冷藏血清，冷藏不超过 24 小时。此外，年龄对血清 PSA 水平有影响，PSA 随年龄的增长呈上升趋势。

51. 如何早期发现前列腺癌

由于多数前列腺癌患者早期病变局限无症状，因此很难从通过临床症状对前列腺癌进行早期发现。直肠指检联合前列腺特异抗原检查是目前公认的早期疑似前列腺癌的最佳筛查方法，然后通过前列腺穿刺活检进行组织病理学诊断得以确诊。美国泌尿外科学会(AUA)和美国临床肿瘤学会(ASCO)建议 50 岁以上男性每年应接受例行直肠指检和 PSA 检查，对于有前列腺癌家族史的男性人群，应该从 45 岁开始进行每年一次的检查。通过系统筛查，在美国超过 95%的前列腺癌在早期得以确诊，从而得到了及时的治疗，美国前列腺癌 5 年生存率超过 95%，这是我国目前尚不可及的差距。因此，在我国全国范围内推广直肠指诊联合 PSA 筛查势在必行，对于前列腺癌早期诊治意义重大，可提高我国前列腺癌的远期疗效并节省社会医疗开支具有重大的社会效益和经济效益。

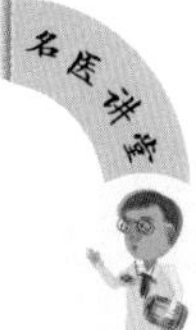

早期前列腺癌可能没有任何症状，有些患者早期表现为排尿困难、排尿缓慢、尿流中断、尿频(包括夜尿频)、尿失禁。

晚期前列腺癌可包括以下症状：血尿，排尿困难，腰部疼痛或骨盆区疼痛。

这些症状也可能出现在前列腺增生的患者，但不管任何疾病，有以上症状者均需要及时就医。

52. 诊断前列腺癌的方法有哪些

前列腺癌的诊断方法有多种，如直肠指检、前列腺特异抗原检查、经直肠超声、前列腺穿刺活检、影像学检查(CT、MRI、PET－CT、ECT)等。其中，PSA 检查是前列腺癌诊断较为敏感的指标，已经作为中老年男性肿瘤筛查的常规指标，在排除炎症、物理操作等情况下，PSA 的升高对前列腺癌具有很好的提示作用。而前列腺活检则是前列腺癌诊断的金标准，前列腺活检病理提示前列腺癌，即可诊断为前列腺癌，但是由于穿刺技术的限制，穿刺阴性并不能排除微小肿瘤或原位癌的可能性。经直肠超声及直肠指检也是前列腺诊断的重要手段，尤其对于有前列腺结节的患者，通过指检触诊其结节情况、硬度等为前列腺穿刺活检提供依据。影像学检查不仅可以观察前列腺内部回声情况有无异常，同时还可以明确前列腺淋巴结及周围浸润情况，为前列腺癌临床诊断及分期提供依据，其中以 MRI 效果更佳，而前列腺癌有无远处转移则要借助 PET-CT、ECT 的辅助检查。因此，上述方法对于前列腺癌诊断的不同方面有不同作用，需要临床医生根据患者情况合理选择。

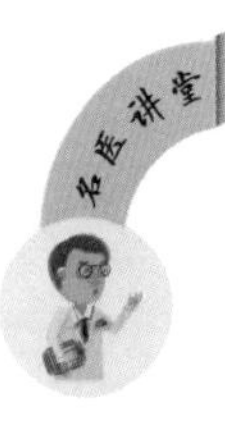

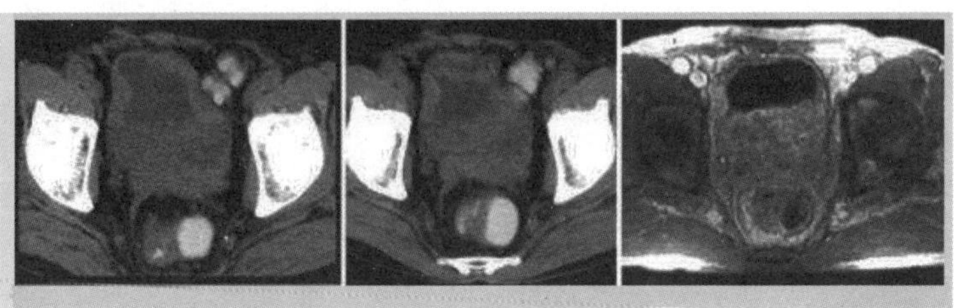

图 2-4　前列腺癌 CT 示意图

53. 前列腺癌的确诊方法是什么

确诊前列腺癌，最可靠的方法就是前列腺穿刺活检。对于 PSA 升高、影像学检查或肛门指检发现前列腺有结节者，均应该行穿刺活检。很多患者对穿刺存有疑虑或恐惧，希望通过一些无创的检查诊断前列腺癌。对此，国内外研究表明，目前仅靠影像学检查（如 CT、MRI、B 超、ECT、PET-CT 等）均难以确诊前列腺癌。

不过，患者做前列腺穿刺的同时或确诊以后，往往仍需要做增强 MRI 检查，因为 MRI 检查可以显示前列腺包膜的完整性、是否侵犯前列腺周围组织及器官，以及盆腔淋巴结受侵犯的情况及骨转移的病灶，以便分期与选择不同的治疗方法。如果体内有金属植入物，可以选择做增强 CT 或 PET-CT 替代增强 MRI。

54. 为什么要行前列腺活检

前列腺穿刺活检的最主要目的是明确诊断。只有通过前列

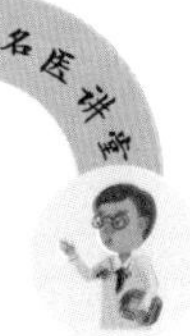

腺穿刺活检取得组织标本，才能获得病理诊断结果，包括前列腺癌分化以及评分等，这是确诊前列腺癌必需的步骤。超声引导下在前列腺以及周围组织结构寻找可疑病灶，并初步判断肿瘤的体积大小。

但超声在前列腺癌诊断特异性方面较低，发现一个前列腺低回声病灶要与正常前列腺、BPH、PIN、急性或慢性前列腺炎、前列腺梗死等鉴别。在超声引导下进行前列腺系统性穿刺活检，是前列腺癌诊断的主要方法。前列腺系统性穿刺活检是诊断前列腺癌最可靠的检查方法，也是诊断的金标准。

55. 前列腺穿刺活检多少针较为合适

虽然穿刺活检是确定前列腺癌的重要方法，但是现阶段尚未形成一种标准的前列腺穿刺术式。对穿刺点的选择，不同的学者提出了多种方案，主要分为两大类：系统穿刺活检和靶向穿刺活检。

1989 年，Hodge 等首先提出了 6 点系统穿刺法，即在前列腺两侧旁正中线区域矢状切面尖部、中部和底部各穿刺一针。此方法简便易行，并发症少，已成为前列腺穿刺活检的"金标准"，此后提出的各种系统穿刺技术均是在此标准的 6 点系统穿刺法的基础上改进而来。

但是，由于标准的 6 点系统穿刺法穿刺点少、穿刺的区域占周缘区的比例相对较少，使其假阴性率超过 20%，因此目前大多数的学者主张增加穿刺点数。各家学者就穿刺点数目和穿刺点位置的选择提出了多种方案，包括 8 点、10 点、11 点、12 点、13 点、14 点、18 点、21 点等系统穿刺活检。

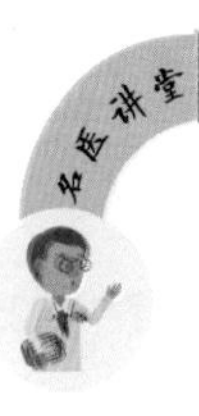

其中较有代表性的是1997年Eskew等提出的五区域系统前列腺穿刺法，即在标准的6点系统穿刺法的基础上又增加了两侧周缘区外侧区域各两点和中线区域上的3点，共穿刺13点；当前列腺体积超过50 ml时在每个区域再各增加1点，共穿刺18点。增加穿刺点数目虽可提高活检的癌肿阳性率，但并发症也会相应增多。

56. 什么是前列腺靶向穿刺活检术

近年来，随着超声造影、磁共振波谱成像、磁共振弥散成像等技术在前列腺癌检测中的作用受到肯定，这些影像检查所发现的异常区域是前列腺癌的高危可疑区域，通过软件将磁共振前列腺癌可疑信号导入超声影像系统，然后在超声引导下穿刺磁共振显示的可疑病灶，从而可提高前列腺癌穿刺的阳性率，避免漏诊，实现“靶向”和“精准”穿刺活检。

靶向穿刺活检的优势在于可以减少不必要的穿刺活检点，但是并不是所有的前列腺癌都有影像学方面的特异性表现，因此同样存在假阴性率较高的问题。

在过去的10年中，穿刺针数从最开始的6点逐渐提高到10点、12点，甚至大于20点的饱和穿刺。有人认为穿刺的阳性率随着穿刺针数的增加而增加，饱和穿刺可能增加30%～40%的穿刺阳性患者，但也有学者认为穿刺10点与12点相比，在提高穿刺阳性率方面没有显著差异，超过12点的穿刺针数并不能明显提高穿刺阳性率。在不同穿刺针数导致的穿刺后并发症方面，有研究发现，随着穿刺针数增加尿潴留率增加（10%左右）。另有研究发现，在发热、前列腺炎、附睾炎、尿潴留等主要并发症

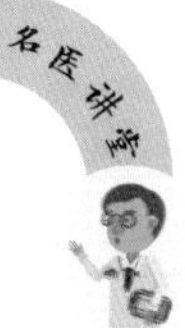

方面，6 点穿刺与 15 点穿刺没有显著差异，但后者发生血精的概率略有增加。

我们认为，将 6 点系统穿刺和靶向穿刺结合运用，可在采用最少穿刺点数的情况下获得最大的癌肿检出率，10～12 针癌肿检出率最高。

57. 前列腺活检的指征有哪些

一般前列腺穿刺需具备以下指征：①直肠指检发现前列腺结节，任何 PSA 水平；②B 超、CT 或 MRI 发现前列腺异常影像，任何 PSA 水平；③PSA＞10 ng/ml，任何 f/tPSA 或 PSAD；④PSA 4～10 ng/ml，f/t PSA 异常或 PSAD 异常。凡具备以上任意一项指征的患者均建议行前列腺穿刺活检，以明确有无前列腺癌。但是，由于前列腺穿刺活检后出血会影响 MRI 信号，影响临床分期，所以一般建议先行前列腺 MRI 检查，再行前列腺穿刺活检。

58. 前列腺活检时需要做哪些准备

穿刺当天晨起排净大便，必要时行清洁灌肠以清除直肠内的粪便和空气。也可让患者自行用甘油灌肠剂灌肠 2 次；进行凝血时间和血常规检查；穿刺前患者停用抗凝药物(如阿司匹林等)；由于前列腺活检属于有创操作，应注意预防感染及出血，故前列腺活检前一般要求预防性口服抗生素 3 天，如已经存在尿路或肠道感染，应先行抗感染治疗，择期穿刺。抗生素准备之后，应在穿刺前一晚行肠道准备。穿刺后止血药可使用 24～48 h。

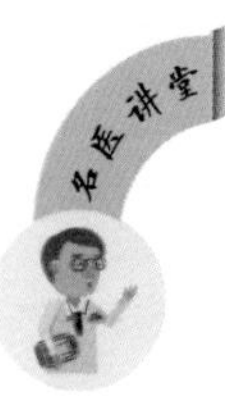

59. 前列腺活检的并发症有哪些

前列腺穿刺活检术最常见的并发症为感染、血尿、血精、迷走神经反射等。严重感染是前列腺穿刺后最危险的并发症，严重的感染可引发感染性休克甚至死亡，因此穿刺术前应该充分准备，控制全身和尿路感染，术后适量使用抗生素预防感染，严格把握穿刺指征及禁忌证。经直肠前列腺穿刺活检术后严重感染的发生率显著高于经会阴前列腺穿刺活检术。出血是前列腺穿刺活检术的另一主要并发症，最为常见。患者穿刺后均有不同程度的出血并经尿道排出，但是一般术后 1～2 天内即可自动止血或配合术后止血药，血尿即消失，极少数患者因为直肠血管畸形或定位不明，可能出现直肠血管损伤而导致大出血甚至出血性休克。血精主要是前列腺穿刺损伤精囊等因素所致，一般数次性生活排精后可自愈。

60. 前列腺活检后有哪些注意事项

由于前列腺穿刺活检后可能出现感染、出血等并发症，因此穿刺后应留院观察 1～2 天，密切观察患者生命体征变化情况，预防感染和大出血的发生。穿刺活检术后应口服或静脉滴注抗生素预防感染，血尿多者口服止血药止血。除药物治疗外，穿刺术后鼓励多喝水、勤排尿，多吃蔬菜水果等粗纤维食物以便保持大便通畅，减少用力大便引起的血尿或血便。此外，前列腺穿刺术后还有一部分患者会出现排尿困难，这主要是因为这些患者本就有前列腺增生，多针穿刺可引起局部组织水肿，血凝块阻塞

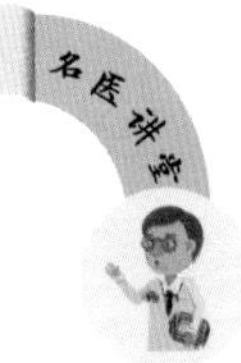

尿道，从而引起尿潴留。对于这部分患者，需即刻留置导尿管，口服前列腺增生药物，酌情静脉或口服抗生素，一般 5～7 天拔除导尿管后均可自助排尿。

61. 前列腺活检时是否会导致肿瘤扩散

理论上穿刺活检有可能引起肿瘤播散，但其发生率很低，因为前列腺穿刺使用的穿刺针较细，针体光滑，并且前列腺组织是在针芯内部被带出体外的。而且前列腺癌最佳的治疗方法为前列腺根治切除术，一般通过穿刺确诊前列腺癌之后，1～2 周内即行前列腺癌根治术，时间间隔较短，所以前列腺穿刺活检较少引起肿瘤扩散。而且前列腺穿刺活检是诊断前列腺癌的金标准，其诊断意义是其他检查无法比拟的，所以在满足指征又无明显禁忌证的情况下，前列腺穿刺仍然是较为推荐的。

62. 前列腺穿刺方式有哪些？ 各有哪些优缺点

前列腺穿刺有经会阴和经直肠两种方式。经直肠前列腺穿刺术提出较早，本方式操作简单，但是因为前列腺癌多发于外周带，经直肠途径穿刺时，穿刺针与外周带交叉，取得的标本多为移行带增生的前列腺组织，容易漏穿外周带前列腺组织，漏诊率较高，而且经直肠穿刺术后感染和出血的并发症较高。而经会阴穿刺术漏诊率低，因为穿刺针纵向平行于直肠经前列腺尖部通过，可以取得更多的前列腺外周带组织标本，提高穿刺阳性率，而且术后感染和出血的发生率更低，相对更安全，但是经会阴穿刺对前列腺解剖结构的理解要求比较高。

63. 同位素骨扫描对诊断前列腺癌有什么意义

前列腺癌最常见的转移方式为骨骼转移，同位素骨扫描能比常规X线片提前3～6个月发现骨转移灶，敏感性较高，但特异性较差。因此当确诊为前列腺癌时，特别是对于PSA＞20 ng/ml及Gleason评分＞7分的患者，骨扫描检查对于临床的评估以及治疗方法的选择具有重要意义。

需要注意的是：若骨扫描为可疑阳性时，不能轻易判断为骨转移，还需经其他影像学检查如CT、MRI等予以证实。因为骨折或骨关节慢性退行性改变也可表现为骨扫描阳性。

64. 彩超检查能检查出前列腺癌吗

彩超可以提示前列腺癌，但是不能作为确诊的依据。彩超通常有两种做法，一种是经腹部进行彩超的检查，另一种是经直肠进行的彩超检查，经直肠彩超对于前列腺癌的诊断更为精确，在彩超下典型的前列腺癌表现为外周带出现低回声结节，用彩超可以测量结节的大小，并动态地观察结节内有无血供。但是出现低回声结节并不是高度特异性的表现，炎症、前列腺结石、不均值增生等都可能会出现结节样变化，目前多参数磁共振检查在这方面比彩超更为敏感，但是影像学检查最终都不能作为确诊的依据。

确诊的金标准是前列腺穿刺活检，这时候彩超仍然能够发挥作用，因为前列腺的穿刺活检通常也是在超声引导下进行的，通常穿刺10针以上再做病理分析。如果在B超引导下的穿刺，在结节中发现了前列腺癌细胞，可以作为确诊依据。如果穿刺结果是阴性，仍然要密切关注，有必要时可以进行第 2 次甚至多次穿刺。

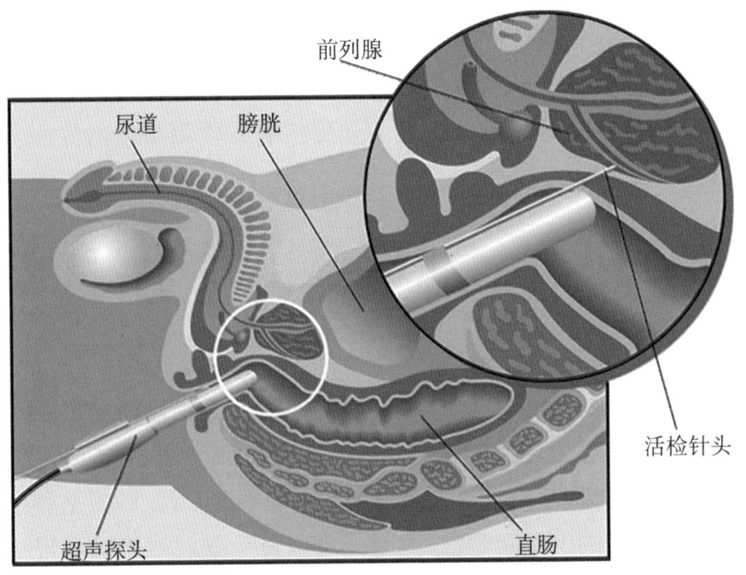

图 2-5　前列腺彩超检查示意图

65. 磁共振成像是诊断前列腺疾病的最好方法吗

当前，磁共振成像(MRI)是公认的检查前列腺疾病最有效的影像学诊断手段，相较于其他影像学诊断手段，如多普勒超声、CT 扫描等，MRI 都有着明显的诊断优势，MRI 在图像质量、影像诊断结果方面要超出其他影像学检测方式。在常规诊断的基础上，增强 MRI 扫描能够对患者前列腺疾病的病理体征

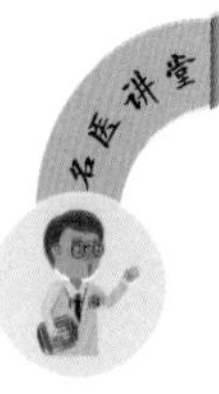

进行有效的区分鉴别，从而显著完成前列腺疾病的诊断。在前列腺增生、前列腺炎、前列腺癌等疾病的诊断中，前列腺增生磁共振影像结果表现为腺体可见明显增大，中央腺体可见明显片状结节，信号成像中前列腺体内部信号分布不均匀、结节信号异常等。

综上，磁共振检查前列腺疾病的诊断方式已经被广大泌尿科医生接纳并认可，磁共振在前列腺疾病的检测与诊断方面发挥着极其重要的意义。

66. 在对前列腺癌的诊断中，CT和MRI哪项检查更有价值

计算机断层成像（CT）检查对早期前列腺癌诊断的敏感性低于磁共振成像，由于前列腺癌为软组织病灶，增强MRI可进行多参数扫描，从而准确显示前列腺包膜的完整性、肿瘤是否侵犯前列腺周围组织和器官，同时还可以显示盆腔淋巴结受侵犯的情况及骨转移灶，在临床分期上有非常重要的作用。如果患者体内有金属植入物无法行MRI检查者，也可行增强CT检查以判断肿瘤病灶的大小、有无周围淋巴结和器官侵犯。对于肿瘤邻近组织和器官的侵犯及盆腔内转移性淋巴结肿大，CT的诊断敏感性与MRI相似。

67. 怀疑前列腺癌时为什么要做直肠指检检查

前列腺位于直肠前方，可通过直肠指检触及，借以判断前列腺质地是否坚硬、有无结节、与直肠有无粘连。由于前列腺癌好

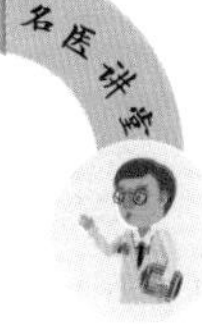

发于前列腺外周带(70%)，因此当怀疑前列腺癌时，需行直肠指检检查，若发现前列腺质地较硬或有肿块，则提示可能为前列腺癌，应做进一步穿刺以确诊。直肠指检虽然有很多局限性，但无须特殊设备，具有经济、方便等诸多优点，在早期前列腺癌筛查和体检中具有重要意义。

68. 如何做直肠指检检查

患者脱下外裤和内裤，在检查床上采取侧卧位或膝胸位，站立姿势时则要两脚保持一定距离，膝关节轻度弯曲，臀部对向医生。医生带橡胶手套，涂润滑油，首先检查肛门外观，后用示指在肛门口按压一会，然后示指进入肛门直至直肠，按压与前列腺紧挨的直肠前壁，直肠指检可评估前列腺的大小、质地以及有无结节和是否对称。检查完毕后退出示指并观察手套是否有血迹，最后擦干患者臀部结束检查。

69. 直肠指检检查发现前列腺结节应如何处理

根据我国、美国和欧洲泌尿外科诊断治疗指南，无论患者PSA值是否正常，当直肠指检发现前列腺结节时，均需进一步行前列腺穿刺活检，以明确是否罹患前列腺癌。

70. 前列腺癌的鉴别诊断有哪些

前列腺癌在诊治前，需要和以下疾病进行鉴别：

(1) 前列腺增生：前列腺增生和前列腺癌都可出现尿路梗

阻症状，但前列腺增生系弥漫性增大，表面光滑，直肠指检无结节，血清PSA正常或轻度升高，一般小于0.15 ng/ml，游离比值大于0.25。目前，多参数磁共振检查对前列腺癌的诊断特异性较高，前列腺增生中磁共振无异常信号。对于无法鉴别的病例，前列腺穿刺活检可以确诊。

（2）前列腺结核：前列腺结核与前列腺癌相似，均表现为前列腺硬结，但患者年纪轻，有肺结核病史，常常有输精管、附睾、精囊串珠状改变和硬结，也可有尿路结核症状，如血尿、血精以及膀胱刺激症状等，尿抗酸杆菌检测阳性，结核菌培养阳性，X线拍片检查可见肾结核改变，并可见前列腺钙化阴影，前列腺活检为结核改变，血清PSA升高不明显。

（3）前列腺炎：一般情况下前列腺炎属于炎症范畴，与前列腺癌并无直接联系。前列腺炎多发于中青年男性，而前列腺多见于老年男性。前列腺炎在急性发作的时候可伴有发热和排尿灼热疼痛的症状，同时也可引起血清PSA暂时性升高，但经过抗炎治疗后PSA逐渐下降至正常水平。

（4）前列腺结石：直肠指检可发现前列腺质地较硬的结节，与前列腺癌相似，但前者触诊前列腺质地中等硬度，触及结石时有捻发感，血清PSA检查正常。X线检查可见前列腺区有不透光阴影。

（5）膀胱颈挛缩：该病的主要临床表现为明显的排尿梗阻，直肠指检示前列腺较硬，但比较均匀，体积相对较小，血清PSA检查正常。

71. 前列腺癌转移的部位及途径有哪些

前列腺癌的转移途径主要有以下几种：

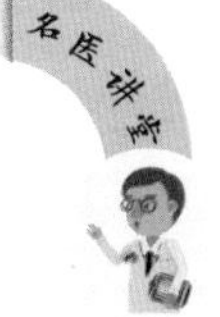

（1）直接蔓延：腺癌穿过被膜向周围扩散，浸润邻近器官，精囊、输精管、膀胱及盆腔内器官都可受到累及。

（2）淋巴转移：前列腺癌的淋巴结转移最早发生在闭孔及腹下淋巴结区，经髂内、髂外、腹股沟淋巴结转移，可延及下腔静脉、纵隔及锁骨下淋巴结。前列腺癌的分化越差，淋巴转移越高。原发癌越大，盆腔及淋巴结转移率越高。

（3）血行转移：前列腺癌血行转移最为常见，癌细胞随血运到骨骼、肺、肝、肾及肾上腺。其中以骨转移最为常见，依次为骨盆、腰椎、股骨、胸椎、肋骨，当发生胸腰椎转移时，可引起脊髓压迫，骨转移病灶多表现为成骨性改变，但也有溶骨性或混合性改变者。内脏转移多发生在肺、肝脏和肾上腺。

72. 前列腺癌应如何进行分级

Gleason 评分是根据 Gleason 分级系统提出的前列腺癌病理分级系统，也是目前应用最为广泛的前列腺分级系统。在相对低倍放大时，根据前列腺腺体结构特征确定 Gleason 分级，将腺体分为主要结构区和次要结构区，并按照细胞分化程度分为1～5 级，1 级为最高分化，5 级为最低分化。

（1）Gleason 1：癌肿极为罕见，其边界很清楚，膨胀型生长，几乎不侵犯基质，癌腺泡很简单，多为圆形，中度大小，紧密排列在一起，其胞质和良性上皮细胞胞质极为相近。

（2）Gleason 2：癌肿很少见，多发生在前列腺移行区，癌肿边界不很清楚，癌腺泡被基质分开，呈简单圆形，大小可不同，可不规则，疏松排列在一起。

（3）Gleason 3：癌肿最常见，多发生在前列腺外周区，最重

要的特征是浸润性生长，癌腺泡大小不一，形状各异，核仁大而红，胞质多呈碱性染色。

(4) Gleason 4：癌肿分化差，浸润性生长，癌腺泡不规则融合在一起，形成微小乳头状或筛状，核仁大而红，胞质可为碱性或灰色反应。

(5) Gleason 5：癌肿分化极差，边界可为规则圆形或不规则状，伴有浸润性生长，生长形式为片状单一细胞型或者是粉刺状癌型，伴有坏死，癌细胞核大，核仁大而红，胞质染色可有变化。

将主要结构区和次要结构区之和形成 Gleason 评分。Gleason 评分在 2～10 分，分化最好的为 1 + 1 = 2，分化最差的为 5 + 5 = 10，即完全未分化。

73. 个性化基因检测可以预见前列腺癌的发生吗

前列腺癌是男性中非常常见的一种癌症，但是不同患者的预后有很大不同。有些前列腺癌的肿瘤细胞生长非常迅速，恶化风险很大，需要迅速进行强有力的干预治疗。而有些前列腺癌的肿瘤细胞生长非常缓慢，这类患者甚至可以不接受治疗，只需要接受定期检查，这种情况下进行过度治疗反而会给患者带来不良反应。所以，准确判断前列腺癌恶化的风险对治疗方案选择和患者预后都有十分重要的影响。

目前，前列腺特异抗原及临床影像检查可以评估肿瘤的当前状态，但无法预测前列腺癌的远期进展及预后。那么，基因检测技术具有哪些优势呢？主要有：

(1) 了解致病性的胚系突变，这些突变是可遗传性的。

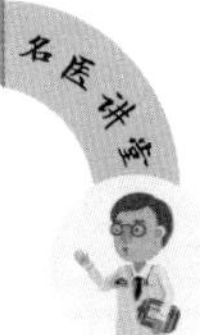

(2) 了解致病性的体细胞突变,即来自癌细胞的突变。

(3) 判断预后,预测治疗的有效性和不良反应。

(4) 评估罹患其他恶性肿瘤的风险,如乳腺癌、胰腺癌。

(5) 评估家族男性和女性成员罹患前列腺癌/乳腺癌/卵巢癌/结直肠癌的风险。

(6) 评估前列腺癌的恶性程度,比如侵袭性特征。

(7) 评估是否适合使用 PARP 抑制剂的治疗。

(8) 评估是否适合联合铂类化疗。

(9) 一些临床试验需要招募特定基因突变的患者。

(10) 前列腺癌指南(NCCN2019)和专家共识(2017 费城)推荐进行基因检测。

74. 前列腺癌骨转移的新机制是什么

近年来,对于前列腺癌骨转移机制的研究不断深入,大多数学者认为在前列腺癌细胞转移到骨组织的过程中,癌细胞与骨微环境的相互作用意义重大。"恶性循环"理论也被广为接受。

正常生理情况下,骨骼重塑中成骨细胞成骨与破骨细胞溶骨处于动态平衡,以维持机体的骨骼稳态。但当出现"恶性循环"时,就会使骨骼生理性重塑的动态平稳被打破,当成骨细胞活性增高,成骨过程大于破骨过程时,就出现了肿瘤性成骨。当癌细胞转移至骨骼形成成骨性转移灶时,癌细胞与羟基磷灰石(骨基质的主要成分)混杂并大量富集于新病灶,就会构成成骨性转移的特殊临床病理表现。

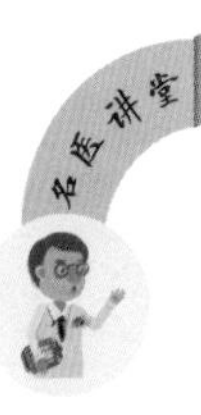

75. 早期前列腺癌能治愈吗

早期前列腺癌大多数可以通过手术或根治性放疗达到治愈，尤其是中低危前列腺癌患者手术治疗可以达到很好的治疗效果。调查显示，在我国，前列腺癌的五年生存率不到60%；而在美国，前列腺癌的五年生存率达到了95%以上，导致这种巨大差异的关键，就是早期筛查。早期前列腺癌患者预后很好，多数情况可以达到治愈效果（如图2-6中Ⅰ期、Ⅱ期属于早期前列腺癌）。

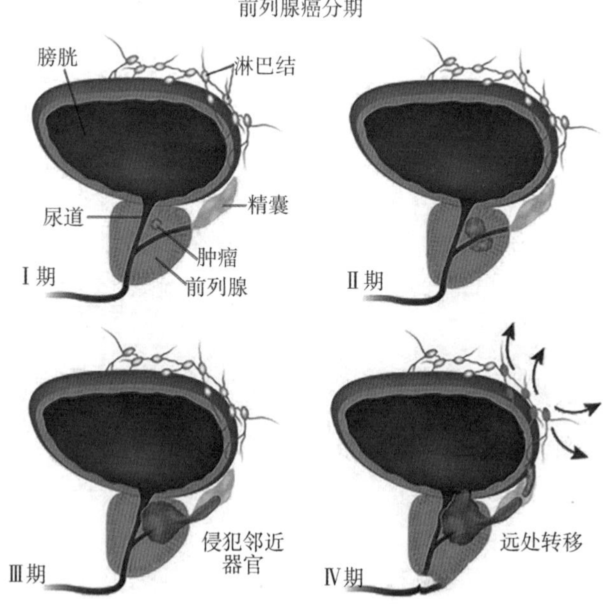

图2-6　前列腺癌的分期

举例来说，台湾知名作家李敖，就是在2003年被发现患有早期前列腺癌，做了切除手术之后痊愈，2018年因脑瘤去世。默多克在2000年69岁时通过早癌筛查被发现患有前列腺癌，治疗后目前89岁仍然精神矍铄。这样的例子并不罕见，其实多数早期前列腺癌患者都可以通过手术治愈。与长期用药的晚期前列腺癌患者相比，早期手术不仅治疗费用少得多，而且还可免受肥胖、骨质疏松等一系列并发症的折磨。

76. 前列腺癌的治疗方式有哪些

随着医疗技术的不断进步，现在治疗前列腺癌的方法众多，大体分为手术疗法和非手术疗法，对于某些患者，一些非手术疗法可达到与手术治疗相当的效果。

具体而言，目前前列腺癌的治疗方法主要有以下几种。

（1）观察等待治疗：也就是主动监测前列腺癌的进程，在出现病变进展或临床症状明显时给予其他治疗。本法仅适于少数肿瘤分期较低且分化较好，高龄或预期寿命较短的患者。

（2）前列腺癌根治性手术：是治疗早期或部分中期前列腺癌患者且能达治愈效果的最主要手段。主要包括传统的经会阴或经耻骨后以及腹腔镜、机器人腹腔镜前列腺癌根治术。

（3）前列腺癌外放射治疗：也就是我们通常意义上的“放疗”。

（4）前列腺癌近距离照射治疗：也就是把放射性的粒子植入前列腺内杀灭肿瘤细胞的方法。

（5）前列腺癌内分泌治疗：包括去势治疗和雄激素阻断治疗。其中去势治疗又包括手术去势（切除双侧睾丸）和药物去势（如醋酸亮丙瑞林、醋酸戈舍瑞林）。目前，去势联合抗雄药物可

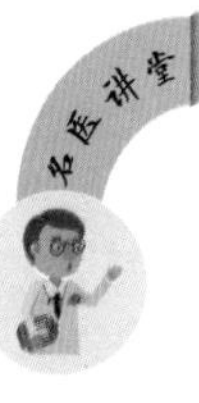

最大限度地阻断雄激素，即所谓的“全雄阻断”，是目前最常用的也是效果最好的内分泌治疗手段。

(6) 化疗：主要包括以多西他赛为基础和以米托蒽醌为基础的化疗方案，主要的适应证是去势抵抗性前列腺癌。

(7) 双膦酸盐治疗：主要是针对骨转移骨痛的前列腺癌患者。

(8) 最新治疗进展：包括新型内分泌治疗，如阿比特龙、恩杂鲁胺；前列腺疫苗；抗肿瘤血管治疗等。

77. 前列腺癌如何选择正确的治疗方法

前列腺癌的治疗方法很多，具体方法的选择应根据每个患者的具体情况而定。一般来说，选择观察等待治疗的仅仅适合那些低危险前列腺癌(PSA＜10 ng/ml，Gleason 评分≤6，临床分期 T1a)的患者，或者是预期寿命较短，以及其他治疗伴随的并发症大于延长寿命和改善生活质量情况的患者。对于预期寿命＞10 年，健康状况良好，没有严重心肺疾病的早期和部分中期前列腺癌患者可以考虑采用前列腺癌根治手术。前列腺癌外放射治疗由于不同的治疗目的，适合几乎所有分期的患者，国内主要用于晚期患者的治疗。前列腺癌近距离照射治疗只适合早期、肿瘤恶性程度相对较低，同时 PSA＜10 ng/ml 的患者，这种方法在国外应用较为成熟，据临床研究表明，部分急患者应用这种方法甚至可达到前列腺癌根治手术的效果。内分泌治疗通常适用于晚期前列腺癌患者，或者属于早中期但因各种原因不能行前列腺癌根治术的患者，以及行根治术后又复发的患者。化疗的主要适应证是去势抵抗性前列腺癌。双膦酸盐治疗主要是

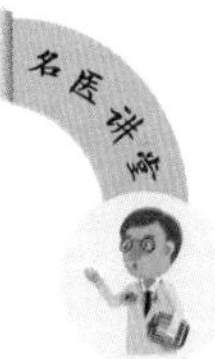

针对骨转移骨痛的前列腺癌患者。

总之，前列腺癌治疗方法的选择因人而异，一旦确诊为前列腺癌，应该听从医生的建议，根据每个人的具体病情采用最合适的治疗方案。

78. 前列腺癌的化疗方案有哪些，化疗的效果如何

前列腺癌的化疗方案主要有：①多西他赛（docetaxel）联合泼尼松，该方案是 mCRPC 的一线标准化疗方案、推荐化疗方案：多西他赛 75 mg/m^2，每 3 周一次，静脉用药 + 泼尼松 5 mg，2 次/日，口服，共 10 个周期；②多西他赛联合雌二醇氮芥；③米托蒽醌（mitoxantrone）联合泼尼松，推荐化疗方案：米托蒽醌 12 mg/m^2，每 3 周一次，静脉用药 + 泼尼松 5 mg，2 次/日，口服；④口服化疗：单用雌二醇氮芥或雌二醇氮芥联合依托泊苷。

化疗是去势抵抗性前列腺癌的重要治疗手段，能延长 CRPC 患者的生存时间，控制疼痛，减轻乏力，提高生活质量。

79. 前列腺癌的靶向治疗药物有哪些

分子靶向治疗是指针对肿瘤细胞的靶向治疗，即把肿瘤细胞视为靶细胞，利用单克隆抗体或细胞毒性药物以及放射性核素的单克隆抗体，特异性地直接结合肿瘤特异抗原或肿瘤相关抗原，以达到杀灭肿瘤细胞的目的。目前前列腺癌的治疗主要是内分泌治疗、手术治疗以及化疗，分子靶向治疗多数仍处于实验阶段。近期镭-223 被批准用于骨转移前列腺癌的治疗，镭-223 是一种发射 α 粒子的放射活性治疗药物，其活性部分模拟

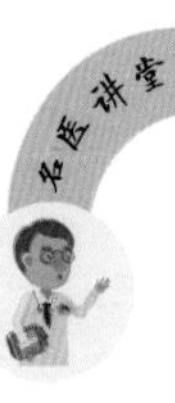

了钙离子，通过与骨骼中的羟基磷灰石（HAP）形成复合物，具有亲骨性，尤其是骨转移病理骨增生活跃的区域。镭-223发射的α粒子能够在邻近肿瘤细胞中引发高频率的双链DNA断裂，从而产生强效的细胞毒效应。同时，由于其α粒子发射半径小于100 μm（不到10个细胞直径），能够最大限度地减少对周围正常组织的伤害。

80. 腹腔镜下前列腺癌根治术术后风险高吗

腹腔镜下前列腺癌根治术（LRP）是治疗器官局限性及局部进展期前列腺癌最有效的方法之一。手术包括完整地去除前列腺及精囊腺；同时也应在不影响肿瘤切除的情况下，尽量保护患者的控尿及勃起功能。有报道指出，局限性中/低危患者根治术后23年肿瘤特异性生存率达80.4%，局限性高危患者根治术后7年肿瘤特异性生存率达93.0%。

目前行前列腺根治术共有三种手术方式，第一种是开放手术；第二种是腹腔镜前列腺癌根治术；第三种是目前世界上最先进的、机器人辅助的前列腺癌根治术。

腹腔镜前列腺癌根治术和机器人辅助的前列腺癌根治术都属于微创手术，LRP手术中手术视野被放大了10～15倍，可以把腹腔里面的每个器官，甚至是小血管都看得清清楚楚。此外，放大的视野是3D的，医生做手术时就像钻进了患者的肚子里面，用自己的眼睛看着做一样，给医生的操作提供了很大的便捷性。

就术后风险方面，前列腺癌根治手术是泌尿外科难度比较大的手术，既往传统的开刀手术几乎是在血泊当中进行的，很多患者都需要输血。但微创手术能够将手术区域放大很多倍，机器操作手臂稳定、精准又灵活，可以有效结扎大血管，将出血量控制在 100 ml 左右。因此与开放手术相比，LRP 术后的风险已经明显降低。

81. 低风险前列腺癌无须急于手术吗

首先要明确什么是低分险前列腺癌：根据最新指南，低风险前列腺癌是指初诊时 PSA＜10 ng/mL，且 Gleason 评分＜7（ISUP grade 1），且分期＜T2a 的前列腺癌，如表 2-1 所示。

表 2-1 前列腺癌的风险分组

低危	中危	高危	
PSA ＜10 ng/mL	PSA 10～20 ng/mL	PSA ＞20 ng/mL	PSA 值不限
且 GS ＜7（ISUP grade 1）	或 GS 7（ISUP grade 2/3）	或 GS ＞7（ISUP grade 4/5）	任意 GS（任意 ISUP grade）
且 cT1～2a	或 cT2b	或 cT2c	cT3 ～ cT4 或 cN+
	局限性		局部进展性

低危前列腺癌治疗策略中首先要评估患者的预期寿命，如患者预期寿命大于 10 年，研究显示行前列腺局部治疗（根治术或放疗）可以显著降低患者的肿瘤特异性病死率和远处转移的风险。对包膜外侵袭概率较低的患者可考虑在术中保留神经血管束。

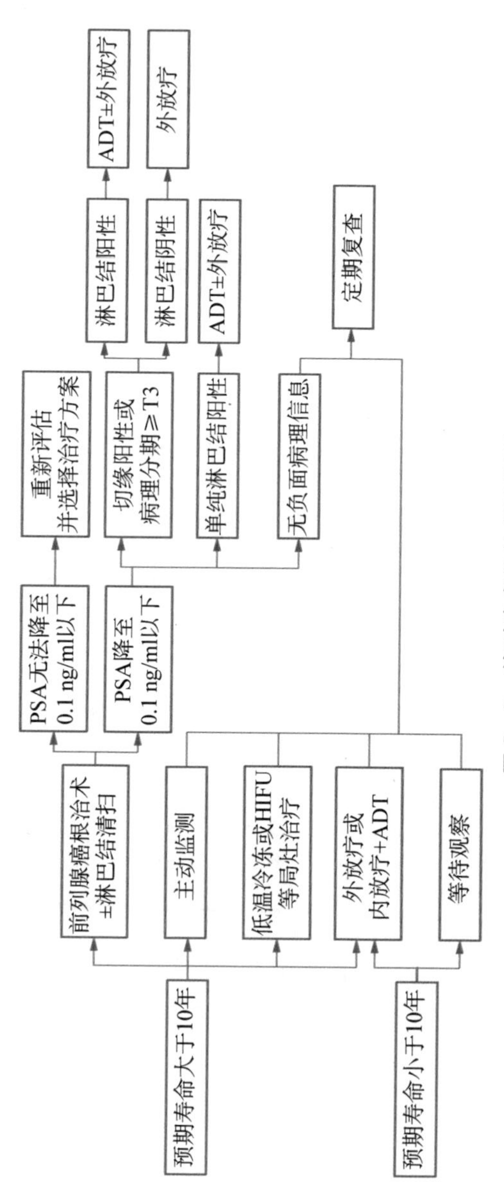

图 2－7　前列腺癌的诊疗流程图

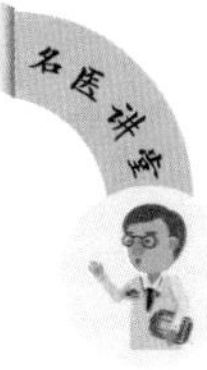

82. 前列腺癌骨转移是否无药物可治

前列腺癌骨转移的治疗目的主要是缓解疼痛，预防和降低病理性骨折、脊髓压迫等骨相关事件，恢复功能，提高生活质量，提高生存率。其治疗应强调多学科协作、综合性治疗。治疗方法包括内分泌治疗、化疗、放疗等；应用双膦酸盐能有效治疗骨破坏，缓解骨痛，预防和推迟骨相关事件的发生。此外，对于癌痛的止痛治疗、外科治疗也是前列腺癌骨转移的主要治疗手段之一，它能获得组织学诊断，缓解疼痛，防止或固定骨折，减少或避免运动系统受损引起的并发症，恢复或维持肢体运动，便于综合治疗和护理，提高生活质量。体外姑息性局部放疗是前列腺癌骨转移局部止痛治疗的有效方法，可有效控制前列腺癌的局限性骨痛，使70%的患者疼痛缓解。止痛药物治疗是缓解前列腺癌骨转移疼痛的主要方法之一。止痛药物治疗应遵循WHO癌症治疗基本原则进行：首选口服及无创给药途径，依照阶梯给药、按时给药和个体化给药原则，同时注意具体细节。

83. 如何看待局限性前列腺癌？应如何治疗

在临床实践中会根据患者的具体情况，包括患者年龄、全身状况、危险性评估、预期寿命以及有无临床症状等多种因素综合考虑，分层管理局限性前列腺癌患者，选择和实施恰当的治疗方案，进行有效的全程管理，以带来更大的获益。一般而言，主动监测适合风险低的无症状肿瘤，需要患者通过定期行直肠指诊、血清PSA检查、多参数磁共振检查及重复的前列腺穿刺活检等

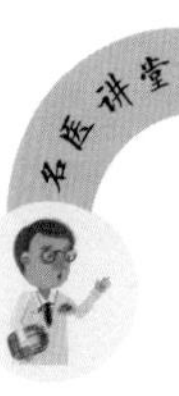

进行持续评估，如出现肿瘤进展，应转为积极治疗。基于我国国情，多数患者难以保持严格随访监测，尤其对重复前列腺穿刺有很多顾虑，因而大部分患者常常采取更积极的治疗方式。以手术或放疗为基础的根治性治疗对于多数局限性前列腺癌患者可以达到治愈目的。

近年来，由于微创手术的快速发展，腹腔镜或机器人辅助腹腔镜下根治性前列腺切除术已成为一项成熟手术，与传统开放手术相比，显著减少了手术创伤及并发症。对于适合的患者联合术前或术后的多学科治疗可以最大限度提高患者的生存期及生活质量。我们根据前列腺的解剖特点，提出了标准化腹腔镜下根治性前列腺切除手术关键步骤及要点，采取3D腹腔镜下根治性前列腺切除术，术中使用“VIP”技术以及“保留神经血管束”技术联合“三明治”法尿道重建技术，取得了良好的疗效。使手术时间缩短至50～100 min，出血量降低至100 ml以内，直肠损伤率为0，术后并发症由20%～30%降至2%～3%，性功能恢复率提升至40%～60%，术后早期尿控率显著提高，术后拔尿管时间由16～30天缩短至5天，3个月尿控率提高至84%。

84. 使用非那雄胺如何影响PSA

研究表明，服用非那雄胺(保列治)半年可使PSA水平减少约50%，服用保列治超过1年的男性，需要校正系数来判断PSA值是否在正常范围内。在正常男性人群中，保列治对PSA值有持续不变的影响，当发生前列腺癌时，无论是否采用保列治治疗，PSA值的增加速度都相当迅速。研究结果证实，判断个

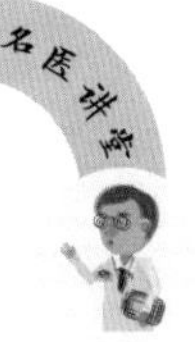

体 PSA 值是否正常时，应考虑长期服用保列治的影响，保列治可降低 PSA，但对于 PSA 异常的患者，切不可依靠服用保列治来降低 PSA。因为虽然服用保列治可使 PSA 降低，但前列腺癌却仍然存在而且在进展，切不可“掩耳盗铃”。

85. 多西他赛在前列腺癌治疗中的适应证和不良反应有哪些

（1）适应证：多西他赛联合泼尼松的化疗适合于去势抵抗性前列腺癌和部分高负荷激素敏感性前列腺癌的诊治。具体方案（每 3 周为一个周期）：

地塞米松（口服）：多西他赛化疗前 12 小时、3 小时、1 小时分别口服地塞米松 8 mg。

泼尼松（口服）：多西他赛化疗期间每天 2 次，每次 5 mg。

多西他赛（静滴）：75 mg/m^2 静脉输注，滴注时间：1 小时以上。

随访评估方案：化疗前检查血常规、肝肾功能、PSA、睾酮；化疗期间每周检查 2 次血常规。

（2）不良反应：主要有①中性粒细胞减少；②贫血；③疲劳；④血小板减少症；⑤过敏反应；⑥体液潴留（外周水肿）；⑦肝功能异常等。

86. 阿比特龙的用法和适应证有哪些

阿比特龙（Abiraterone），别名坦度酮罗，化学名称 17 -(3 -

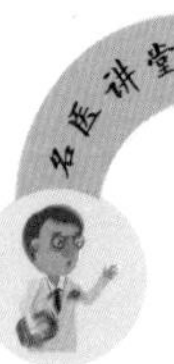

吡啶基)雄甾-5,16-二烯-3β-醇,分子式为$C_{24}H_{31}NO$,分子量为349.50900。醋酸阿比特龙是CYP17酶的选择性抑制剂,能全面阻断睾丸、肾上腺和前列腺癌细胞中的雄激素生物合成。推荐用法:阿比特龙是口服给予1000 mg,每天1次,与泼尼松5 mg口服给药每天2次联用。阿比特龙必须空腹给药。服用阿比特龙前至少2小时和服用阿比特龙后至少1小时不应吃食物。应整片吞服。

醋酸阿比特龙的两项国际多中心、随机双盲对照研究表明,对未经化疗或者化疗失败的转移性CRPC(mCRPC)患者,醋酸阿比特龙联合小剂量泼尼松能够显著提高患者生存时间,延缓疾病进展,缓解疾病症状,提高患者生活质量。

使用阿比特龙的注意事项有:

(1) 阿比特龙易导致肝损害,如用药前或用药后出现肝损害,应减量至250 mg(1片)每天一次,甚至停药。

(2) 阿比特龙可导致高血压、低血钾,用药前及用药后每个月应评估血压、血钾情况。

(3) 近期有心力衰竭、心肌梗死、室性心律失常者服用阿比特龙应慎重。

(4) 每1~3月检测一次PSA。

87. 前列腺癌确诊后就需要马上做手术吗

随着人们生活习惯、饮食结构的改变以及医疗检测手段的不断进步,肿瘤的发病率越来越高。人们莫不"谈癌色变",认为得了恶性肿瘤就肯定没办法治疗了,恶性肿瘤一定会扩散转移而最终致人死亡。其实,这是一个对恶性肿瘤认识上的误区。

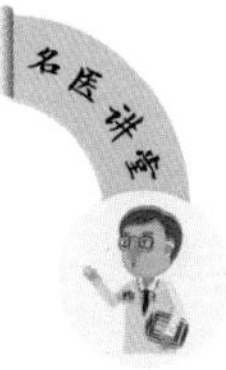

不同部位的肿瘤以及同一部位不同性质的肿瘤，它们的发展进程是不一样的，最终结果也是千差万别的。

前列腺癌就是恶性肿瘤中自然病程发展相对较慢的一种。一般来讲，前列腺癌癌细胞的生长、扩散、转移要比肝癌、肺癌等这些恶性肿瘤要慢得多。国外曾经有学者对尸体的前列腺进行研究，发现有些前列腺里有癌细胞，但这部分人在生前却并没有表现出前列腺癌的相关症状。长期的临床观察也证实，相当一部分早期前列腺癌患者不做任何治疗，他的病情并没有进展。正是由于这个原因，一些早期前列腺癌患者可以采取临床密切随访观察而不需要立即处理。当然，即便是早期前列腺癌，也不是每个人都能这样随访而不用治疗的，只有符合以下条件的患者，才能考虑随访观察：①血清 PSA＜10 ng/ml；②患者本身的预期寿命短；③肿瘤病理分级低。

当然，病情总是千变万化的，最终的治疗方案还需医生根据每个患者的具体情况而定。

88. 前列腺癌的手术指征有哪些

手术适应证有：①适用于局限性前列腺癌，临床分期 T1～T2c，对临床 T3 期有主张新辅助治疗后行根治术。②预期寿命≥10 年。③健康状况：身体状况良好，没有严重的心肺疾病的患者。④PSA 或 Gleason 评分高危患者的处理：对于 PSA＞20 或 Gleason≥8 的局限性前列腺癌患者符合上述分期和预期寿命条件的，根治术后可给予其他辅助治疗。⑤转移前列腺癌可行姑息性手术。

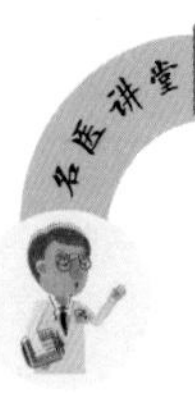

89. 什么是前列腺癌根治术

前列腺癌根治术是前列腺癌众多治疗措施中最为理想的一种方法。如果能够通过手术将前列腺癌“病魔”连根铲除掉，那是再好不过的事了。但是，临床上真正有机会施行此类手术的患者不多，大多数患者一经发现就已经失去了行前列腺癌根治术的最佳时机。前列腺癌根治术与治疗前列腺增生所施行的前列腺摘除术截然不同，后者只需要重建尿道，帮助排尿，只要将前列腺包膜内的增生前列腺组织挖除即可，前列腺包膜仍然保留在那儿，前列腺的“邻居”们也丝毫无损。前列腺癌根治术的切除范围很大，不但要将前列腺本身所有的肿瘤组织全部切除掉，还要将一些可能会受到肿瘤侵犯的“邻居”们进行一番“大扫除”，包括整个前列腺组织、包膜、前列腺段尿道、精囊腺以及邻近的膀胱颈部等组织，否则就不能够称其为标准的前列腺癌根治术。

前列腺癌根治术后有一些并发症，资料表明，勃起功能障碍的发生率可达 25%～95%；尿失禁的发生率为 5%～25%；膀胱尿道吻合口狭窄的发生率为 2%～3%；伤口感染为 2%～10%；直肠损伤为 1%。其中，尿失禁和性功能障碍发生率最高。为此，在原先常规的前列腺癌根治术基础上，又有了如下两项改进措施：

（1）对于术后尿失禁的预防，要保留好前列腺尖端部远端的尿道膜部，以及尿道周围的组织，并且掌握好膀胱颈部与尿道重建吻合技术，如此就可以避免术后尿失禁发生。

（2）对于保留术后性功能的问题，现在主张在切除肿瘤组

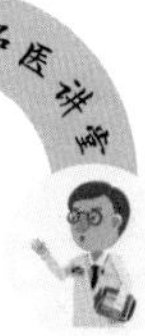

织的同时，保留一侧或双侧支配阴茎海绵体勃起的神经血管束，这样患者今后依然能够有性生活。如果发现癌症已经蔓延侵犯到一侧或双侧的这种神经血管束，为了生命安全，也不能强行保留。如果有一侧能够保留下来的话，今后也许还能保持性生活能力。现在这种手术又冠以新的名称，叫作"保留神经的前列腺癌根治术"。

90. 所有前列腺癌都可以行前列腺癌根治术吗

一旦诊断为恶性肿瘤，大部分人的第一反应就是想做手术把恶性肿瘤切除掉。的确，前列腺癌根治术是治疗前列腺癌非常有效的一种方法，这种手术能尽可能彻底地切除肿瘤，对很多早期患者能达到治愈的目的，随着医生手术技术的不断改进以及手术设备的不断更新，越来越多的前列腺癌患者及早施行了根治性手术而取得了满意的治疗效果。

但是，并不是所有的前列腺癌患者都可以进行根治性手术。能不能做这样的手术，是有一定条件的，也就是医生们通常所说的手术指征。一般来说，只有符合以下条件的患者，医生才会考虑行前列腺癌根治术：患者预期寿命大于 10 年；身体状况良好，没有严重的心脏疾病；肿瘤局限在前列腺包膜以内的早期前列腺癌。需要指出的是，有些患者即使符合上述条件，但血清 PSA 较高（>20 ng/ml）或肿瘤的恶性程度较高（Gleason 评分>8），行前列腺癌根治术的效果都会欠佳，一般术后需要加以辅助治疗。

有些患者一旦诊断为前列腺癌，即使达不到手术指征，也强烈要求医生施行"彻底的根治性手术"，其实这样是非常不明智的。因为手术本身是有风险的，达不到手术要求而勉强手术，不

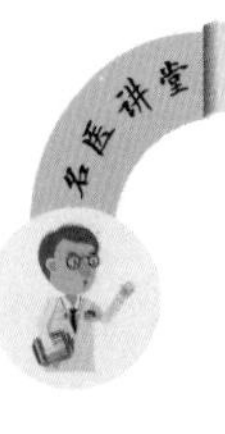

仅不能彻底切除癌细胞，反而会加快肿瘤的进展，或者在手术中以及手术后出现严重的心肺并发症，甚至是死亡，这样做是得不偿失的。

91. 开放性、腹腔镜、机器人前列腺癌根治术有什么不同

目前施行前列腺癌根治术主要有三种方式，即开放性前列腺癌根治术、腹腔镜前列腺癌根治术、机器人腹腔镜前列腺癌根治术。开放性前列腺癌根治术一般采用两种手术途径：一种是经耻骨后途径，这是最常用的方式，切口做在下腹部，术中可以注意保护有关性功能的神经，也能同时进行盆腔淋巴结的清扫手术，所以颇为理想。开放性经耻骨后前列腺癌根治术已经有上百年的历史，是最为经典的前列腺癌根治性切除方法，也是目前国内外绝大多数医生所采用的手术方法。另一种是经会阴途径，较少采用，切口做在肛门与阴囊之间的会阴部，能直接抵达前列腺部位操作，做膀胱与尿道的吻合也比较方便，缺点就是不能够同时进行盆腔淋巴结的清扫手术，术中如想保护患者性功能的神经难度也很大。

腹腔镜前列腺癌根治术、机器人腹腔镜前列腺癌根治术模拟开放手术的步骤，视野更清晰，手术更精细。腹腔镜下前列腺癌根治术是过去二十年来逐渐发展起来的新的手术方式。由于前列腺的位置比较特殊，传统开放手术操作比较困难。腹腔镜下手术能非常清晰地暴露手术视野，对于一个熟练掌握腹腔镜操作技术的泌尿外科医生来说，操作起来更为方便。机器人前列腺癌根治术是近十年来逐渐发展起来的，它相对于腹腔镜视野更为

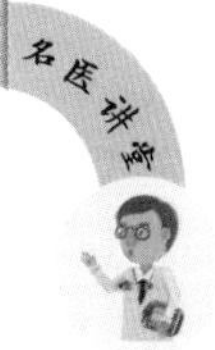

清晰，而且操作者不易疲劳，但手术时间稍长，费用较贵，是今后发展的趋势。

就治疗效果而言，这三种手术方法并没有显著的差别，都能将肿瘤彻底切除。腹腔镜手术的优点在于创伤小，手术后恢复快，但术中和术后并发症相对较多，相对传统开放手术，腹腔镜手术操作比较复杂，对医生的技术要求更高。对于熟练掌握腹腔镜技术的外科医生来说，腹腔镜前列腺癌根治术是一个理想的选择。

92. 前列腺癌根治术效果如何

总体而言，前列腺癌根治术是一种治疗效果好、病死率低、大多数患者可以耐受的手术。但是，具体情况又是因人而异的，肿瘤不同的生长范围、癌细胞不同的恶性程度、患者不同的身体状况等因素都会影响到手术效果。

肿瘤局限在前列腺包膜内的患者施行前列腺癌根治术有治愈的机会。统计显示，肿瘤局限于前列腺的一侧叶，根治术后15年无癌生存率达50%～70%。但是，如果前列腺两侧叶均被肿瘤侵犯，约有50%患者的精囊会被肿瘤侵犯，同时有25%～35%的病例有淋巴结转移，根治术后15年无癌生存率为25%。

总之，对于有机会施行前列腺癌根治术的患者，手术治疗无疑是治疗效果最好的选择。

93. 为什么前列腺穿刺6～8周后才能行前列腺癌根治术

当患者经前列腺穿刺证实为前列腺癌，且经医生评估可

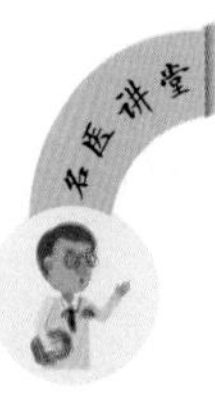

以施行前列腺癌根治术，通常医生会让等6～8周以后再进行手术。这主要是因为行前列腺穿刺后，前列腺及周围组织出血水肿、发生炎症反应，前列腺与周围正常组织粘连严重。若马上手术，则会出现解剖层次不清晰，手术当中不容易把前列腺与直肠等周围组织完整地分离开，从而导致损伤以及切除不彻底等后果。穿刺后6～8周，炎症水肿会逐步消退，前列腺周围组织基本恢复正常解剖关系，此时再施行手术，能使手术更顺利地进行，手术更安全，手术效果也更好。由于前列腺癌本身属于发展较慢的一种肿瘤，这一段等待时间并不会增加肿瘤明显进展的风险。所以，这一段时间的等待是必要的，正所谓“磨刀不误砍柴工”，这并没有贻误治疗时机。经常碰到这样的患者和家属，一旦确诊为前列腺癌，就十分紧张，辗转于各大医院，以各种方法希望找到一个医生能尽快开刀。其实，这样做是十分没必要的，而且往往会带来很多不必要的麻烦。

94. 为什么前列腺癌根治术的适应证一直在变

近年来，随着前列腺癌根治技术的成熟，各种新型微创医疗技术的进步，前列腺癌根治术的适应证越来越大。以前只有预期寿命大于10年；身体状况良好，能耐受手术；T1～T2c，PSA<20 ng/ml，Gleason评分≤7的前列腺癌患者才有手术适应证。但随着各种探索性研究的进展，只要没有发生广泛性骨转移(4处以下骨转移，寡转移)的前列腺癌患者，根治手术后的远期疗效和生活质量都优于非手术患者。因此，目前认为，只要预期寿命大于10年；身体状况良好，能耐受手术；没有广泛骨转

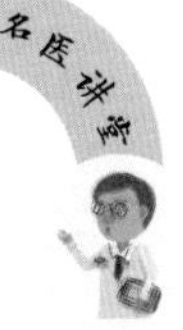

移的前列腺癌患者都可以尝试行前列腺癌根治性手术治疗，但尚存争论，也有待大量临床试验数据证实。

95. 什么是前列腺癌的新辅助治疗

前列腺癌的新辅助治疗是指前列腺癌根治性治疗前(根治术或化疗)行内分泌治疗，以降低肿瘤临床分期，缩小前列腺癌肿瘤体积，降低手术切缘阳性，进而提高治愈的可能。可采用药物去势和抗雄激素的最大限度雄激素阻断(MAB)疗法，一般治疗周期为3～9个月。

研究表明，通过新辅助治疗能够缩小前列腺癌的肿瘤大小，达到降低临床肿瘤分期，降低手术切缘阳性；如果再配合前列腺癌根治术，可使不少患者获得手术根治的机会。

96. 哪些人需要行术后辅助内分泌治疗

术后辅助内分泌治疗的适应证为：①根治术后病理切缘阳性；②术后病理淋巴结阳性；③术后病理证实为T3期或小于T2期但伴有高危因素(Gleason＞7，PSA＞20 ng/ml)。目前对于局部晚期比如T2c～T3a甚至T3b，或者其他高危因素的前列腺癌患者进行根治性手术的越来越多，内分泌治疗常常作为辅助治疗，以提高总体的治疗效果。高危前列腺癌是指具备以下因素：临床分期在T2c及以上，术前PSA≥20 ng/ml，Gleason评分≥8分；中危是指PSA在10～20 ng/ml，Gleason评分7分，临床分期是T2b，对于这些中高危的患者，由于可能存在微转移灶等原因，根治手术切除或者根治性放疗后，存在较高的复

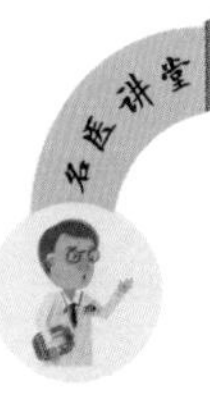

发危险，因此，在治疗前后给予内分泌治疗，可以取得更好的治疗效果。

97. 何时开始进行术后辅助内分泌治疗

前列腺癌根治术后 PSA 会逐步下降，如果肿瘤切除完整，术后 6 周后会下降至很低的水平，甚至检测不到 PSA。因此，除了姑息性前列腺癌根治术等特殊情况，为了观察术后 PSA 的变化情况，一般推荐术后 6 周才开始行内分泌治疗。目前国内外尚无统一的术后辅助内分泌开始治疗时间，但我们临床经验和国内外大多数研究均提示，术后 3 个月可更全面评估根治术后 PSA 的变化情况，术后 3 个月再根据适应证进行辅助内分泌治疗可能更为合适。

98. 前列腺癌根治术后 PSA 的变化趋势是怎样的

PSA 基本是由前列腺产生的，故前列腺癌根治术后，PSA 会逐步下降，在切除彻底的情况下 6 周后会检测不到 PSA。如果术后 PSA 仍然较高，说明体内仍有产生 PSA 的组织，也即可能残留有前列腺癌病灶。另外，前列腺癌根治性放疗术后，PSA 也会下降，但由于还有正常腺体的存在，PSA 下降水平慢，可能在放疗 3 年后达到最低值，放疗后 PSA 最低值是生化治愈的标志，也是一个重要的预后判断因素，总体来讲，这个值越低治愈率越高，一般认为在 3～5 年内 PSA 水平最低值达到 0.5 ng/ml 的预后较好。

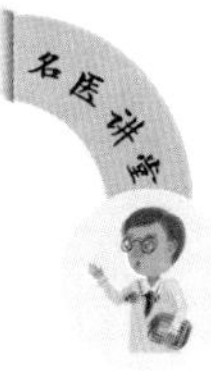

99. 前列腺癌根治术后 PSA 仍然升高是怎么回事

PSA 仍然升高可能有以下 2 种情况:一是术前肿瘤的临床分期被低估,导致手术切除不彻底。因为手术前的分期主要依据是磁共振或 CT,但这些影像学检查只能是大致判断肿瘤的范围,有时候图像上显示正常的组织其实已经有癌细胞浸润,手术时这些含有癌细胞的组织可能就被当作正常组织保留了下来。二是患者已经有淋巴结或远处微小转移。这同样是术前对肿瘤生长情况评估不足的问题。只有当肿瘤生长到一定的大小,影像学检查才能发现病变,而有时候癌细胞虽然已经有了远处器官或淋巴结的转移,但是不一定能在磁共振等检查的图像上表现出来。

前列腺癌根治术后一旦发现 PSA 仍然很高,也不用特别紧张。应当向医生提供详细的手术前后的资料,耐心、仔细地听医生分析病情,找到 PSA 仍然较高的原因,然后采取进一步的治疗措施。具体可采用内分泌治疗或外放射治疗,都是有明确疗效的。

100. 如何预测前列腺癌根治术后是局部复发还是远处转移

前列腺癌根治术可让绝大多数早期局限性前列腺癌或局部进展性前列腺癌获得满意的疗效,但是仍有部分前列腺癌患者行根治术后会出现局部复发或远处转移。有哪些临床现象可以区别到底是局部复发还是远处转移呢?如果术后出现 PSA 迅

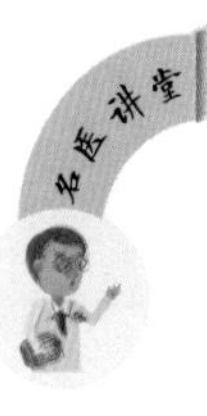

速上升，多提示有远处转移病灶；相反，术后很长时间才出现 PSA 缓慢上升，多提示局部病灶复发。另外，术后病理为低分化的前列腺癌，更容易发生远处转移，相反，如果分化良好的前列腺癌首先容易局部复发。

101. 何为生化复发？ 应如何处理

生化复发一般是指行前列腺癌根治术患者在术后随访期内连续两次血清 PSA 水平超过 0.2 ng/ml，或进行根治性放疗的患者在随访期内 PSA 水平较治疗时的最低点升高且≥2 ng/ml。当出现生化复发时，需对患者进行全面评估是否已发生临床复发、局部复发、区域淋巴结转移还是远处转移，进而确定进一步治疗方案。

102. 生化复发是否意味着肿瘤复发？ 其预后如何

肿瘤复发包括生化复发和临床复发，生化复发也是肿瘤复发的一种。前列腺癌发生生化复发的预后差异较大，需要区分是局部复发还是有远处转移，应综合治疗后 PSA 升高的时间、PSA 倍增时间（PSADT）、Gleason 评分、病理分期进行分析。一般 PSA 升高时间越早、倍增时间越短、Gleason 评分越高、病理分期越晚则预后越差。

103. 前列腺根治术后尿失禁的原因有哪些

前列腺癌根治术需完整切除前列腺、部分尿道，破坏尿道内

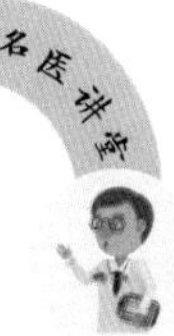

口和前列腺包膜上大量血管和神经，术后尿失禁原因主要包括尿道括约肌损伤和术中神经损伤，当然还有前列腺本身的尿控功能丢失等诸多因素。

104. 前列腺癌除了根治术外，是否还有其他根治性治疗方法

前列腺癌除了前列腺癌根治性手术外，还有根治性放疗术。目前随着科技的进步，部分诊疗技术如冷冻治疗、射频治疗、高强度聚焦超声（HIFU）也能达到根治的效果，但目前尚缺乏大规模的临床研究数据验证。

105. 前列腺癌放射治疗方法有哪些

前列腺癌患者的放射治疗具有疗效好、适应证广、并发症少等优点，适用于各期患者。早期患者行根治性放射治疗，其局部控制率和10年无病生存率与前列腺癌根治术相似。局部晚期前列腺癌治疗原则以辅助性放疗和内分泌治疗为主。转移性癌可行姑息性放疗，以减轻症状，改善生活质量。

前列腺癌放射治疗包括：常规外照射放疗、三维适形放疗（3DCRT）、超分割适形放疗、调强适形放疗（IMRT）、质子适形放疗、快中子治疗等。

106. 前列腺癌近距离治疗的适应证有哪些

（1）同时符合以下3个条件为单纯近距离照射治疗的适应

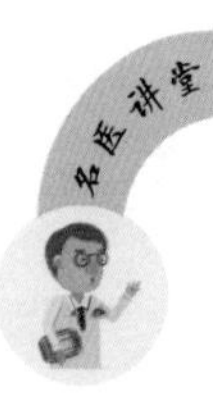

证：①临床分期为T1～T2a期；②Gleason评分为2～6分；③血PSA<10 ng/ml。

(2) 符合以下任何一条及多条条件为近距离照射治疗联合外放疗的适应证：①临床分期为T2b、T2c；②Gleason评分为8～10分；③血PSA>20 ng/ml；④周围神经受到侵犯；⑤多点活检病理结果阳性；双侧活检病理结果阳性；⑥MRI检查明确有前列腺包膜外侵犯。

(3) Gleason评分为7或PSA为10～20 ng/ml者则要根据具体情况决定是否联合外放疗。

(4) 近距离照射治疗联合内分泌治疗的适应证：前列腺体积>60 ml，可行新辅助内分泌治疗使前列腺缩小。

107. 前列腺癌近距离治疗的优缺点有哪些

前列腺癌近距离照射治疗是继前列腺癌根治术及外放疗外的又一种有望根治局限性前列腺癌的方法，疗效肯定，创伤小，尤其适合于不能耐受前列腺癌根治术的高龄前列腺癌患者。它的短期并发症有：尿频、尿急及尿痛等尿路刺激症状，排尿困难和夜尿增多；大便次数增多及里急后重等直肠刺激症状；长期并发症以慢性尿潴留、尿道狭窄、尿失禁为常见。

108. 放射治疗有哪些并发症

前列腺癌术后放射治疗并发症主要有：

(1) 下尿路并发症：最常见，大部分患者在放疗后出现膀胱刺激症状，有时可持续数周至数月不等。

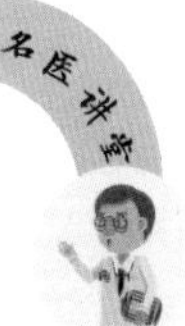

(2) 肠道并发症：治疗早期包括肠道功能紊乱、直肠炎、出血等；直肠并发症的发生率与直肠所接受的放射剂量及受高剂量照射的肠壁长度有关。

(3) 勃起功能障碍：放疗有可能损伤盆腔神经血管束，导致勃起功能障碍。

(4) 骨髓抑制：主要发生于常规外照射以及姑息性放疗的患者。

109. 粒子植入的危害有哪些

粒子植入的危害包括尿频、尿急、尿痛等尿路刺激症状、排尿困难、尿潴留、尿道狭窄、尿失禁、勃起功能障碍、大便次数增多、血便、直肠放射性损伤等，此外粒子随血液转移到其他部位也可能对身体造成其他危害。

110. 为何切除睾丸能治疗前列腺癌

前列腺癌细胞需要靠雄激素刺激才能生长，睾丸是男性生成雄激素的主要器官，睾丸切除可使睾酮迅速且持续下降至极低水平，从而治疗前列腺癌。睾丸切除又称手术去势，主要的不良反应是对患者的心理影响。

111. 打针能否替代睾丸切除

打针用的药物为黄体生成素释放激素类似物(LHRH－α)，如注射用醋酸戈舍瑞林(诺雷得)、注射用醋酸亮丙瑞林微球(抑

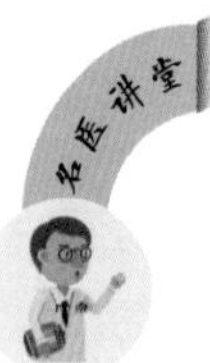

那通)、醋酸亮丙瑞林(贝依)等,缓释剂型为1月、3月或6个月注射一次。其作用机制为作用于下丘脑—垂体—性腺轴,通过反馈性抑制,使睾酮达到去势水平(小于50 ng/dl或小于1.7 nmol/L)。在注射LHRH-a后,睾酮逐渐升高,在1周时达到最高点(睾酮一过性升高),然后逐渐下降,至3～4周时可达到去势水平,因此可以代替睾丸切除。但有10%的患者睾酮不能达到去势水平。LHRH-a已成为雄激素去除的“标准治疗”方法。

112. 打针和睾丸切除哪个方法更好？各有什么优缺点

打针和睾丸切除各有利弊,打针能避免手术去势造成的心理影响,缺点在于价格较昂贵,同时注射后睾酮水平一过性升高可能导致病情加剧,对于骨转移脊髓压迫的患者应慎用。手术去势的优点在于能迅速降低体内睾酮水平从而缓解病情,避免了多次重复注射,同时价格较低,缺点在于不可逆转,由于少数患者对内分泌治疗无效,因此一般应首先考虑药物去势。

113. 睾丸切除后为何要服用抗雄激素药物

睾丸切除只能减少睾丸产生的睾酮量,并不能影响肾上腺生成的睾酮,睾丸切除后服用抗雄激素药物可进一步阻断肾上腺生成的雄激素与雄激素受体结合,达到全雄激素阻断的目的,促进前列腺细胞的凋亡,取得更好的治疗效果。

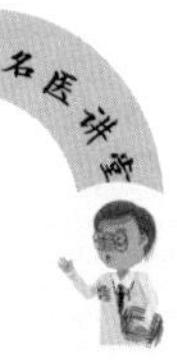

114. 什么是最大限度雄激素阻断

最大限度雄激素阻断(maximal androgen blockade, MAB)常用的方法是去势加抗雄激素药物,能同时去除或阻断睾丸来源和肾上腺来源的雄激素,与单纯去势相比可延长患者生存期。常用的方法为去势加抗雄激素药物。抗雄激素药物主要有两大类:一类是类固醇类药物,其代表为醋酸甲地孕酮;另一类是非类固醇药物,主要有比卡鲁胺和氟他胺。MAB 与单纯去势相比可延长总生存期 3～6 个月,平均 5 年生存率提高 2.9%,对于局限性前列腺癌,应用 MAB 疗法时间越长,PSA 复发率越低。MAB 疗法相对于单独去势可使死亡风险降低 20%,并可相应延长无进展生存期。

115. 为什么打针前需先服用几天抗雄激素药物

初次注射 LHRH－α 药物后,体内睾酮水平会一过性升高,应在注射前 2 周或当日开始,给予抗雄激素药物至注射后 2 周,以对抗睾酮一过性升高所导致的病情加剧。

116. 睾丸切除后服用抗雄激素药物,是否可视病情进行药物减量

睾丸切除后服用抗雄激素药物可以根据病情进行药物减量,例如治疗去势抵抗性前列腺癌时,可选择抗雄激素药物撤退治疗,在停药 4～6 周后,约 1/3 患者出现抗雄激素撤除综合征,

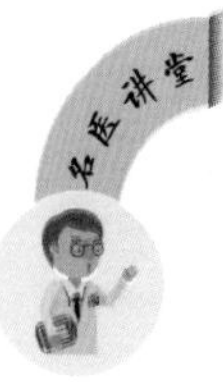

PSA 下降>50%,平均有效期 4 个月。

117. 什么是间歇内分泌治疗

间歇内分泌治疗简称 IHT,就是前列腺癌患者接受内分泌治疗,当 PSA 降至正常或最低水平时,停止内分泌治疗;多数停药标准为 PSA<0.2ng/ml,以后每 3 月复查一次 PSA。如果出现症状加重或 PSA 升高到一定水平时,则继续行内分泌治疗。这种治疗周期不断重复,直到出现激素非依赖性时再停止治疗,表现为 PSA 水平持续性升高。

118. 间歇内分泌治疗的适应证有哪些

已无法进行根治性手术或放疗的晚期前列腺癌,局限性肿瘤根治切除不完全或切缘阳性,根治术后局部复发或生化复发,局部放疗后生化复发等。

119. 间歇内分泌治疗的好处有哪些

IHT 的目的是延缓前列腺癌进展至雄激素非依赖状态的时间,延长部分患者无肿瘤进展及总生存期,减少不良反应。IHT 也能改善患者的生活质量,如恢复性欲、性功能,并大大降低治疗费用。是否可加速雄激素依赖性向非雄激素依赖性的发展和在治疗的间歇期病灶是否会进展是间歇性内分泌治疗的潜在风险。

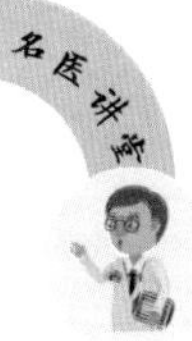

120. 内分泌治疗如何复查

内分泌治疗后每 3 个月进行 PSA 检测，抗雄激素药物治疗应注意肝功能情况，治疗开始后前 3 个月应每月检查肝功能一次，以后每 3～6 个月检查一次。若血清 PSA 持续升高，或者出现骨痛，则需要进行骨扫描。疾病进展时，随访间期应更短。

121. 长期内分泌治疗对身体有何影响

内分泌治疗由于降低了体内雄激素水平，因而会对身体造成一些不良影响，包括性欲减退、勃起功能障碍、肌肉萎缩、乳房发育、乏力、面色潮红、骨质疏松、贫血、下肢血栓形成、情绪改变等，联用抗雄激素药物还可出现乳房肿胀、恶心呕吐，甚至是心血管意外等。

122. 内分泌治疗会一直有效吗

尽管多数患者初期行内分泌治疗有效，但大多数患者经过 18～24 个月的治疗后均进展为去势抵抗性前列腺癌。一般肿瘤体积越小、分期越低、Gleason 评分越低，内分泌治疗有效时间越长；相反肿瘤体积越大、分期越晚、Gleason 评分越高，内分泌治疗有效期越短。另外，还可以通过内分泌治疗时 PSA 下降速度、最低值、最低值维持时间来判断，如果内分泌治疗时 PSA 下降越快、最低值越低、最低值持续时间越长，内分泌治疗有效期越长。

123. 哪些病理类型的前列腺癌对内分泌治疗无效

尽管内分泌治疗对绝大多数前列腺癌均有不同持续时间的疗效，但内分泌治疗对前列腺移行细胞癌、鳞癌和肉瘤等病理类型无效，这些类型患者只能尽早行根治术手术或放化疗治疗。

124. 什么是去势抵抗性前列腺癌

去势抵抗性前列腺癌（castrate-resistant prostate cancer，CRPC）是指经过初次持续雄激素剥夺治疗后疾病依然进展的前列腺癌，需同时具备以下条件：①血清睾酮达到去势水平（<50 ng/dl）；②间隔一周，持续3次PSA上升，较最低值升高50%以上。部分学者认为需同时满足PSA值超过2 ng/ml。

125. 如何处理CRPC

（1）应维持去势治疗使睾酮维持在去势水平。

（2）对于非转移性CRPC患者，可观察或选择二线内分泌治疗。

（3）对于转移性CRPC（mCRPC），国内目前标准的治疗方法是多西他赛联合泼尼松的化疗，对于不适合化疗或者化疗后疾病进展的患者，有条件的可选择醋酸阿比特龙和恩杂鲁胺等。此外，一些新型治疗方法在国外也有应用。

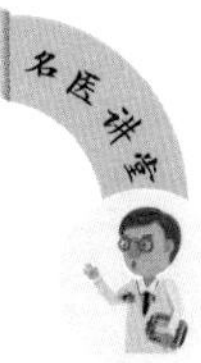

126. CRPC 阶段应如何选择治疗方法

我国多数前列腺癌患者诊断时就已出现转移，内分泌治疗后最终会进入 CRPC 阶段，转移性 CRPC 患者预后较差，中位总生存期（OS）不足 2 年。CRPC 治疗包括新型内分泌治疗、化疗、免疫治疗、靶向治疗以及放疗等。

NM－CRPC 指药物去势或手术去势后出现生化进展且通过传统影像学检查未发现远处转移病灶的前列腺癌。NM－CRPC 的诊断需同时满足 3 个条件：①血清睾酮达到去势水平（＜50 ng/dl 或＜1.7 nmol/L）；②间隔 1 周连续 3 次测量 PSA 上升，连续两次较最低值升高 50％以上，且 PSA＞2 ng/L；③骨扫描±胸腹盆腔 CT（或 MRI），均未显示新病灶。局限期非进展 NM－CRPC 治疗可使用阿帕他胺、恩杂鲁胺、阿比特龙等。阿帕他胺是第 2 代非甾体雄激素受体抑制药，可阻断雄激素受体（AR）介导的转录，作用机制主要通过直接与 AR 的配体结合域结合，与 AR 亲和力是比卡鲁胺的 7～10 倍。恩杂鲁胺是新型 AR 抑制剂，与 AR 亲和力是比卡鲁胺的 5～8 倍，竞争性抑制雄激素与受体结合。阿比特龙＋泼尼松可改善 NM－CRPC 和高危去势敏感前列腺癌患者的生存期。

身体状态良好、无症状或症状很少的转移性 CRPC 治疗可以选择新型内分泌治疗（阿比特龙＋泼尼松或恩杂鲁胺）、多西他赛化疗或二线内分泌治疗或免疫治疗。COU－AA－302 研究中，1 088 例既往未化疗的 mCRPC 随机分入阿比特龙＋泼尼松组或安慰剂＋泼尼松组，阿比特龙可显著延长影像学无进展生存期，延缓疼痛进展，延迟化疗和阿片类药物使用。

PREVAIL 研究纳入 1 717 例未化疗或接受过阿比特龙治疗的无/轻度症状者，恩杂鲁胺(160 mg/d)较安慰剂组可显著降低影像学进展风险和病死率，延迟化疗使用和骨相关事件，延长 PSA 进展时间，提高软组织病灶治疗反应率，可使 PSA 下降>50%的患者比例增加，减缓疼痛进展。多西他赛通过抑制微管解聚促进癌细胞凋亡，与米托蒽醌相比，每 3 周多西他赛治疗可延长中位 OS(18.9 和 16.5 个月，HR = 0.75，P = 0.009)，改善疼痛症状和生活质量。多西他赛化疗的主要不良反应包括骨髓抑制、疲劳、脱发、神经病和血管神经性水肿等。

127. 前列腺癌免疫治疗方法的效果如何

目前化疗和新型内分泌治疗是针对晚期前列腺癌的主要治疗手段。随着免疫治疗的兴起，转移性去势抵抗前列腺癌的免疫治疗也得到了进一步发展。在最新报道的纳武利尤单抗联合方案治疗 mCRPC 的Ⅱ期临床研究 CheckMate 9KD 中，研究人员根据患者的既往治疗状态将患者分为 A、B、C 三个治疗组，分别接受纳武利尤单抗联合鲁卡帕尼、纳武利尤单抗联合多西他赛和泼尼松、纳武利尤单抗联合恩杂鲁胺方案治疗，结果发现相比于既往接受过新型内分泌治疗的患者，既往未接受过新型内分泌治疗的患者 PSA 缓解率明显更高，中位无影像学进展生存期(rPFS)时间也更长。OS 数据虽然不成熟，但从 OS 曲线可以看到，接受或未接受过新型内分泌治疗的两组 OS 曲线在 1 年左右开始交叉，之后未接受过新型内分泌治疗组的 OS 曲线一直保持着绝对的优势。因此，从总体来看，纳武利尤单抗联合多西他赛化疗在既往未化疗的 mCRPC 患者中安全性较高，疗效

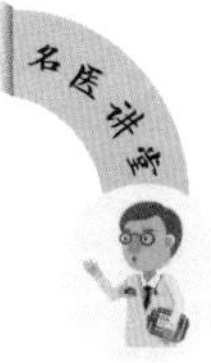

显著。

在一项针对既往未化疗但接受过阿比特龙或恩杂鲁胺治疗的 mCRPC 患者临床研究 KEYNOTE－365 中，研究纳入 104 例患者，中位年龄 68 岁（其中 25.0％的患者具有内脏转移，50.0％的患者具有可测量病灶，可评估 PSA 者 103 例）。最终的总体客观缓解率（ORR）为 23.1％，疾病控制率（DCR）为 76.0％，PSA 缓解率为 34.0％。本次中位随访时间为 32.4 个月，中位 rPFS 为 8.5 个月，中位 OS 为 20.2 个月。对于既往未化疗但是接受过新型内分泌治疗的 mCRPC 患者，两个免疫联合化疗研究的 ORR 略有差异，而 PSA 缓解率、rPFS 和 OS 等数据均旗鼓相当，不良反应也类似并可控。

128. 什么是寡转移前列腺癌

肿瘤细胞的转移是一个逐渐进展的过程，在恶性肿瘤的发生、发展过程中，存在一种"寡转移"的阶段。当肿瘤细胞侵袭能力逐渐增强就会逐渐扩散，直至广泛转移，那么在肿瘤没有广泛转移之前的这段时间，就可以称为寡转移状态。目前对于寡转移前列腺癌的定义仍存在差异。有的研究寡转移前列腺癌转移灶的数目沿用其他肿瘤的标准，即 5 处转移病灶，有的部分研究标准为 3～4 处，且最近研究对寡转移状态的界定更偏向于保守的 3～4 处。

129. 前列腺癌的精准治疗方法有哪些

精准医学是以个体化医疗为基础、是随着基因组测序技术

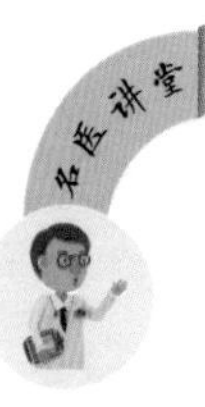

的快速进步以及生物信息与大数据技术的交叉应用而发展起来的新型医学概念与医疗模式，其本质上是通过基因组、蛋白质组等组学技术和医学前沿技术，对于大样本人群与特定疾病类型进行生物标志物的分析与鉴定、验证与应用，从而精确寻找到疾病的病因和治疗的靶点，并对一种疾病的不同状态和过程进行精确亚分类，最终实现对于疾病和特定患者进行个性化精准治疗的目的，提高疾病诊治与预防的效益。在 20 世纪 80 年代后期，不同机构的研究人员均发现了一种过表达 HER2 蛋白的侵袭性乳腺癌亚型。1998 年，美国食品和药品监督管理局(FDA)批准曲妥珠单抗用于治疗 HER2 过表达的转移性乳腺癌患者，这是靶向治疗的首次应用。肿瘤的另一种精准医学新方法是根据肿瘤基因或分子谱替代肿瘤类型，使患者进入到适合的药物试验。诺华公司最近推出“Signature”临床试验计划，这项试验根据预定义的遗传改变，将试验抗癌药物或经批准研发的新功效的抗癌药物与患者进行匹配，而不考虑患者是乳腺癌、肺癌还是其他肿瘤类型。诺华公司描述这项试验为“患者方案”试验，因为一旦识别出患者具有预选的分子标志物，就可以建立试验点。这些试验正在研究的治疗包括 buparlisib、dovitinib、binimetinib、encorafenib 和 sonidegib。

在前列腺癌方面，精准医学也做了一些有益的探索，如目前很多家医院都在开展的多学科会诊，就是对前列腺癌患者采取个体化治疗方案。由长海医院牵头组建了中国前列腺癌联盟，对中国前列腺癌人群进行了大样本、系统化、多中心的研究，在前列腺癌的诊断、PSA 的筛查、前列腺癌的融合基因等方面取得了阶段性的成绩。多家公司开展了前列腺癌基因芯片筛查的研制，可以预测前列腺癌的风险和复发等。

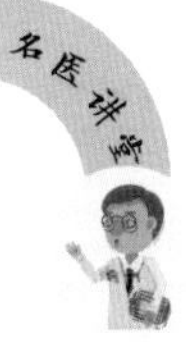

130. 前列腺癌应如何行冷冻治疗

冷冻治疗其实并不是一种新的疗法，随着一些技术的改进，例如在直肠B超引导下放置多探头等，冷冻疗法治疗前列腺癌再次引起人们的注意。

冷冻疗法治疗前列腺癌的原理是通过低温摧毁肿瘤，主要是降温后细胞内和细胞外迅速形成冰晶，导致肿瘤细胞脱水、破裂；同时冷冻使微血管收缩，血流减缓，微血栓形成，阻断血流，导致肿瘤组织缺血坏死，使得肿瘤细胞经过反复冰冻-溶解后，细胞破裂、细胞膜溶解，促使细胞内和处于遮蔽状态的抗原释放，刺激机体产生抗体，提高患者的免疫能力。在临床方面，由于采用了经直肠B超的定位和实时监控，准确性有了一定的提高。从已报道的效果来看，发现冷冻疗法更适用于早期的肿瘤患者，且有并发症少及对患者打击轻的优点；缺点则是没有长期的临床治疗效果的报告，因此无法和前列腺癌根治术的效果相比较。

本疗法适用于全身情况差、年老体弱或不宜行根治性手术的前列腺癌患者。

131. 前列腺癌的疫苗研制进展如何

《自然》杂志刊登的报告说，从健康细胞提取出的DNA被用来开发一种新疫苗。这种疫苗可用于患前列腺癌的老鼠，治愈率高达80%。研究人员相信，这一方法有可能适用于其他癌症疫苗的研发，并已经开始用于对黑色素瘤疫苗的研究。英国

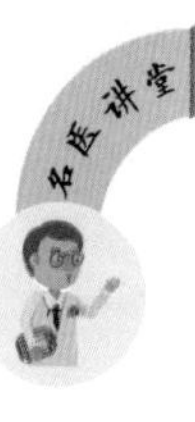

癌症研究会表示，这是一项重大的科研进展，不过疫苗仍需要进行人体试验。

研发癌症疫苗并非新创举。与传统疫苗预防疾病的作用不同，癌症疫苗通过促使自身免疫系统攻击已经生成的肿瘤达到治疗效果。英国利兹大学和美国一家诊所进行了一项研究：从健康的前列腺细胞中分解 DNA 后将其植入病毒，然后让这种病毒不断感染试验老鼠。前列腺 DNA 使这一病毒生成多项前列腺抗原，所以免疫系统抵抗病毒时也就学会了对前列腺癌细胞发起攻击。其中至关重要的是，健康的前列腺细胞和其他身体部分并不会受到影响。科学家在试验室中，只用了一个疗程共 9 次注射即取得了对前列腺肿瘤 80%的治愈率。不过研究人员表示，这一疫苗开始进行人体试验仍然需要多年时间。

132. 前列腺癌术后注意事项有哪些

(1) 注意术后恢复期情况：术后一周是患者恢复的关键期，需注意各引流管路计量、尿量，有无发热、咳嗽、漏尿、淋巴漏，进食、大便是否干燥等肠道恢复情况。一般术后 1～3 天拔出引流管，4～5 天带尿管出院，出院后注意保护好尿管，避免脱出，不要提拿重物，避免咳嗽、打喷嚏等增加腹压的动作，保持大便通畅，术后 10～14 天拔除尿管。如患者住院期间出现漏尿者，必须先行膀胱造影，方能拔管。拔除后注意观察有无排尿困难、尿失禁、血尿、尿频等。

(2) 注意术后饮食：在饮食方面，中医讲究“吃什么补什么”“固本扶正，调理元气”，术后调整恢复也很关键。从西医角度来看，饮食方面并没有需要特别注意的地方。但从健康饮食的角

度考虑，待胃肠功能恢复后，可先给予流质饮食，再依次过渡到普通饮食。为了促进患者的切口愈合、早日康复和尽快接受其他治疗，术后患者原则上应适当加强营养，保持适量运动，保持乐观情绪，戒烟忌酒，提高身体免疫力。

（3）要注意术后病理情况：根治术后要根据前列腺癌的病理情况决定后续的治疗情况，术后病理淋巴结阳性，术后病理证实为 T3 期或≤T2 期但伴有高危因素的患者在根治术后应进行辅助内分泌治疗，局部晚期前列腺癌放疗后可进行辅助内分泌治疗，多数医生主张可即刻开始或者待尿控恢复后开始行辅助内分泌治疗，目前推荐最少应为 18 个月，切缘阳性患者可加外放射治疗。

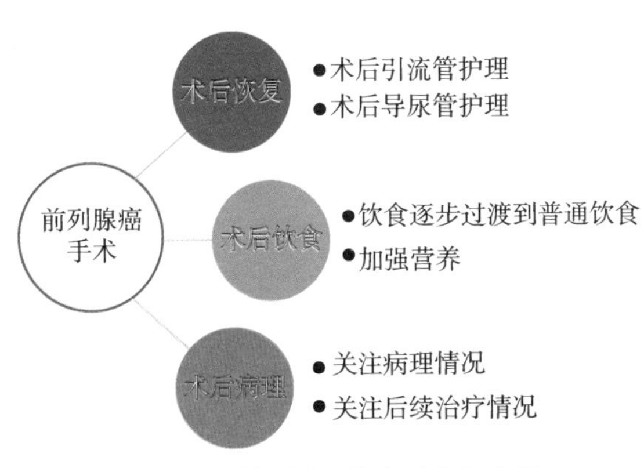

图 2-8　前列腺癌的术后注意事项

133. 前列腺癌术后后遗症有哪些

当前列腺癌患者在进行手术治疗的时候，就很容易会伤害

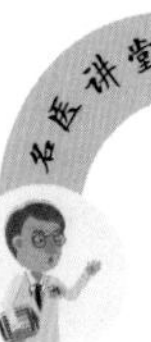

到前列腺周围的一些组织和神经，而这些组织和神经一旦受到损害就会引起一些后遗症，在临床上比较常见的后遗症主要有以下两种：

（1）前列腺癌患者在手术之后很容易出现尿失禁的后遗症，这种后遗症基本上都是出现在前列腺全切手术治疗后。因为医生在手术中会将患者的尿道和膀胱连接在一起，所以在手术之后患者的膀胱就会受到牵引，而这也就会导致患者的膀胱容量变小，从而导致尿频症状的出现。并且在患者的前列腺切除之后就会对尿道外括约肌产生收缩的作用，一旦其紧张的程度发生减缓，那么也就会引起尿失禁的症状发生了。

（2）前列腺癌患者在手术之后还很容易会引起阳痿的后遗症出现，可以说在临床上有大多数的前列腺癌患者在手术之后都会出现阳痿的症状。因为在手术的过程中不但会损伤患者前列腺内的组织，而且患者的尿道、淋巴结以及精囊等周围的神经和肌肉也都会受到一定的损伤，所以患者也就会有阳痿的后遗症发生了。

134. 前列腺癌术后随访的项目有哪些

一般来说，局部治疗后 PSA 升高通常是前列腺癌复发或转移的表现。

对于无症状的患者，第 1 年应该每 3 个月随访一次，第 2～3 年应每 6 个月随访一次，3 年后应每年随访一次。随访的基本内容包括前列腺癌有关的临床表现、血清 PSA 检测，必要时行直肠指检。第一次随访还应该评估与治疗相关的并发症，如尿控、性功能恢复情况及恢复时间、肠道症状等。对于低分化、局

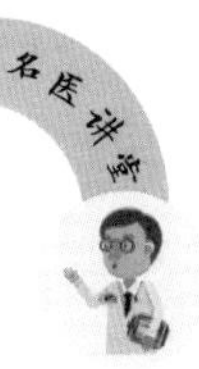

部进展的肿瘤或手术切缘阳性的患者随访应该更加严密。

135. 前列腺癌术后出现性功能障碍如何治疗

随着生活质量的提高，前列腺癌患者治疗后出现性功能障碍的问题已越来越多地受到人们的重视。对于出现性功能障碍者可按阳痿进行治疗，如进行心理治疗、药物治疗（使用西地那非等），使用阴茎真空吸引器，阴茎药物注射，阴茎假体植入等。

136. 前列腺癌放射治疗期间的注意事项有哪些

首先，简单介绍一下体外照射的方法：将放射源对准患者的小骨盆腔，以后逐步缩小照射的范围，将放射源集中对准前列腺及其周围的软组织、精囊及膀胱颈部。照射剂量与时限视具体病情而定，一般是 6～8 周内用到 6 500～7 000 Gy（放射治疗剂量单位）。

放射治疗期间的注意事项有：

(1) 应该告诉医生是否做过放射治疗，这与医生决定今后放射治疗的剂量有关。

(2) 进行放射治疗，俗称“照光”时，一般是取仰卧位。

(3) 放射治疗中途如感到不适时务必告知医生，停止照射。

(4) “照光”期间，要特别注意保护皮肤清洁干燥，“照光”处不能用力摩擦或使用有刺激性的药物，也不作热敷。

(5) 放射疗法有时会产生全身反应，例如胃口不好、恶心、呕吐，出现上述症状时应请医生减少放射剂量或停止照射一段时间。

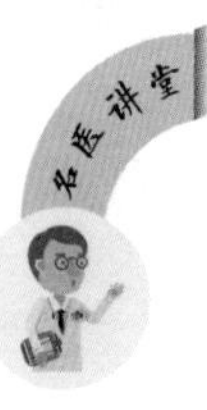

(6) 放射疗法也会产生皮肤反应，下腹部“照光”处出现瘙痒、小丘疹等，可用鱼肝油软膏或可的松冷霜涂抹。

(7) “照光”期间患者体力消耗较大，应该多休息，多吃营养丰富的食品。

(8) 白细胞低于 3×10^9/L 或血小板少于 70×10^9/L 时应该停止“照光”。

137. 前列腺癌放射治疗后的随访要点有哪些

(1) 放疗后 PSA 的检测：前列腺癌根治性放疗术后，PSA 也会下降，但由于还有正常的腺体的存在，PSA 下降水平慢，可能在放疗 3 年后达到最低值，放疗后 PSA 最低值也是生化治愈的标志，也是一个重要的预后判断因素。总体来讲，这个值越低治愈率越高，一般认为在 3～5 年内 PSA 水平最低值达到 0.5 ng/ml 的预后较好。

(2) 直肠指检：根治性放疗后，不需常规行前列腺直肠指检，只需检查血清 PSA。但如血清 PSA 升高，应该行直肠指检。如果发现肿瘤为不分泌 PSA 的肿瘤，常规也应该行直肠指检。

(3) 直肠超声和活检：不作为常规的随访手段。放疗后，如不考虑其他的治疗手段，不予以活检；如要活检，应放疗 18 个月后进行。

(4) 影像学检查：MRI，尤其是动态 MRI，在 PSA<2 ng/ml 时，能发现早期局部复发的病变；PET－CT 能发现局部复发病变和远处转移；有骨骼症状时可行骨扫描；PSA>20 ng/ml、PSAD 小于 6 个月、PSA 速率大于 0.5 g/ml 也可行骨扫描。

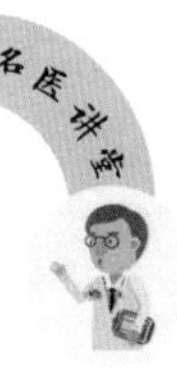

138. 前列腺癌根治术后如何随访

前列腺癌患者大多数是高龄老人，根治手术创伤比较大，因此手术后必须特别注意以下几点。

(1) 休息：患者经历了手术的创伤和心理的打击，身心疲惫，因此，手术后必须保证足够的睡眠和休息时间，才能尽快地恢复，才能在需要时耐受其他进一步的治疗。

(2) 营养：手术后的恢复需要合理的营养。有的患者很注重忌口，但是忽视了基本的营养要素，影响了机体恢复，也降低了免疫力和抵抗力，这是得不偿失的。

(3) 适量的活动：活动能使人体全面恢复活力，适量的活动还能避免手术后常见的肺炎、肠麻痹、血栓形成等并发症。当然，过量的活动会带来疲劳，应该避免。

(4) 排尿功能的锻炼：前列腺癌根治术创伤大，手术后常常影响排尿功能；因此，患者应该在医生的指导下，尽快、循序渐进地进行排尿功能的锻炼，避免尿失禁等并发症的危害。

(5) 改善大便习惯：手术后由于禁食和缺少活动，很多患者会出现便秘。便秘会影响排尿，还可能影响伤口的恢复，必须尽早预防。手术前就可以培养床上排便的习惯，手术后尽早下床活动，多食富含纤维素的食品，必要时可以借助泻药。

(6) 定期做血清 PSA、B 超检查等：肿瘤有复发、转移的可能，前列腺癌也不例外。因此，手术后必须定期检查癌指标，即血 PSA 指标，B 超检查前列腺区域、盆腔淋巴结情况等。有疑问时再进行进一步的检查。

(7) 遵从治疗医生的嘱咐：前列腺癌千变万化，患者也各有

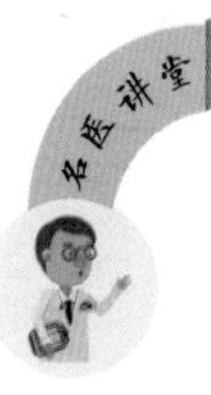

不同，因此，听取治疗医生的建议，必要时做相关的检查和处理。

139. 前列腺癌内分泌治疗后应如何随访

内分泌治疗后应对患者进行有规律的监测，以便明确疗效，并评估有无疾病进展。对于无症状患者进行规律的 PSA 监控可以更早发现生化复发，如 PSA 水平升高通常早于临床症状数月。然而必须强调 PSA 水平并非一个可靠的标志物，不可以单独作为随访检查指标。15%～34%的患者发生临床进展，但其 PSA 水平可正常。推荐每 3 个月复查评估一次 PSA。对于治疗反应良好、症状改善良好、PSA<4 ng/ml 者，可延长至每 6 个月随访一次。如疾病进展时，随访间期应缩短，同时根据病情行 B 超、血生化、增强 MRI 和骨扫描等检查以确定有无影像学进展，以便及时调整治疗方案。

140. 前列腺癌骨转移治疗后应如何随访

内分泌 + 双膦酸盐综合治疗开始后，每 3 个月对患者进行随访评估，包括体格检查、血清 PSA、血常规、肝肾功能、碱性磷酸酶等，病情稳定者不推荐常规行影像学检查。对接受抗雄激素药物治疗的患者应注意肝功能情况，治疗开始后前 3 个月应每月检查肝功能一次，如肝功能连续无异常，建议此后可每 3 个月检查一次。对内分泌治疗过程中出现 PSA 升高及其他症状者，建议行骨扫描、B 超和胸片等检查。但当患者进入 CRPC 时，随访间期应缩短，建议拟定个体化随访方案。

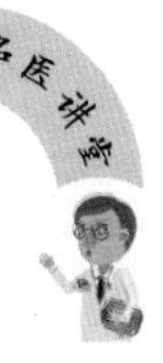

141. 什么是前列腺癌多学科诊治

多学科诊治始于19世纪70年代，如今在世界范围内已为肿瘤患者所广泛接受。多学科诊治以多学科门诊和多学科会议等形式，整合了各相关领域的专家为患者提供一站式服务。基于诊断或治疗目标，多学科团队的人员构成不尽相同，他们各自发挥优势，互通有无。通过共同参与讨论，多学科专家彼此之间的沟通与交流可以做到及时而充分，有助于减少诊治中发生疏忽的概率和共同制订最佳的治疗策略，对前列腺癌预防、诊断和治疗水平的提高均有很大益处。

（1）前列腺癌多学科诊断：随着PSA的广泛应用及各种检查技术的进步，临床上可以检测出越来越多的临床不可触及的前列腺癌。前列腺癌的诊断日益需要外科、病理科和影像学医生的仔细沟通，从而得出更迅速而准确的判断，有利于避免不必要的手术以及手术方案的优化。相对于外科医生查体发现的前列腺癌病灶，PSA联合超声检查更易于发现早期病变。MRI可以准确判断前列腺癌分期，以利于手术方案的确定。超声引导下的穿刺活检技术进一步提高了诊断的准确率，成为诊断前列腺疾病的重要手段。任何穿刺活检的病理诊断乃至术中冰冻病理检查，都存在一些假阴性和组织学低估现象。临床工作中，外科医生需要与影像科和病理科医生共同讨论：是否可疑病变已经准确、完全地取检；是否组织学发现提示邻近组织存在更高级别病变的可能。任何与影像学不符合的病理诊断的病变，均须再次进行活检或者手术切除。因此，多学科模式的诊断可以提高前列腺癌的检出率，降低漏诊率和诊断偏差，从而减少重复穿

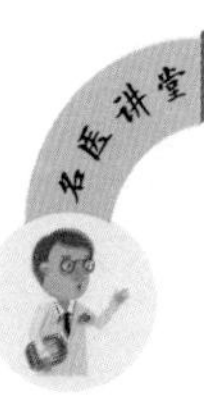

刺活检给患者带来的痛苦，避免漏诊导致前列腺癌的进展转移。

（2）前列腺癌多学科局部治疗：早期前列腺癌的局部治疗方式从最初的根治性手术，转变为趋于在保证疗效的前提下，尽可能地减少手术和放疗的创伤，尽可能地减少尿失禁及勃起功能障碍。前列腺癌局部治疗的多学科诊治团队包括泌尿外科、影像科、病理科、放疗科、核医学科、专业护理等，根据患者的前列腺癌病情、心肺等功能状况制订针对性的手术治疗方案。手术治疗方式包括开放手术、腹腔镜手术和机器人手术等，早期前列腺癌可能仅需行根治性手术和根治性放疗，局部晚期前列腺癌除了行根治性手术外，还需做辅助放疗和内分泌治疗。根治性手术和放疗后，需要定期复查 PSA 及行 MRI 等影像学检查，并联合检验科、放射科、超声科医生密切监测患者有无局部肿瘤复发，由专业护理团队随访患者的生活质量，提供术后康复方案，进行健康教育和心理疏导。

（3）前列腺癌多学科全身治疗：晚期前列腺癌的全身治疗包括化疗、内分泌治疗、生物靶向治疗和免疫治疗，多学科诊治在其中起到了举足轻重的作用。由于前列腺癌与睾丸分泌的雄激素水平密切相关，因此抑制睾丸功能，使其达到去势水平，可延缓疾病进展 2～3 年，主要适用于无法行根治术的患者或术后复发者。多数患者内分泌治疗敏感期后，逐渐演变为去势抵抗性前列腺癌，需要行多西他赛的化疗和阿比特龙治疗，少数发达国家已开展生物靶向治疗和免疫治疗。多发骨转移前列腺癌患者常伴有剧烈癌痛，常需要做内分泌治疗、化疗、双膦酸盐治疗、靶向和免疫治疗、放疗和癌痛治疗等综合多学科治疗，以尽可能减轻患者的病痛、延长寿命和提高生活质量。

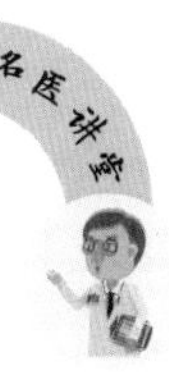

142. 前列腺癌根治术后需要全程追踪和随访吗

局限性前列腺癌患者接受前列腺癌根治术后，基本能够彻底清除体内的肿瘤细胞，达到根治的效果。同样如果一个患者的预期寿命小于 10 年的早期前列腺癌患者，用放疗也能在短期达到与根治术相似的效果。但是任何恶性肿瘤本身都具有浸润生长以及远处转移的潜在风险，而手术和放疗只能将局限在前列腺的癌细胞“杀死”，对于浸润或者转移到前列腺之外的癌细胞是无能为力的。并且，目前没有任何一项检查可以 100％确定每一个肿瘤细胞都已经被清除。可能在治疗前，已经有极少的肿瘤细胞发生转移或者浸润到前列腺外面的组织器官，而避免被根治术和放疗清除，而这些细胞，又是很难通过现有的各种检查被发现的。这些患者在治疗初期的治疗效果可能是不错的，但是，那些提早转移出去的癌细胞可能就成为肿瘤复发的“定时炸弹”，只要有合适的条件，它们便会重新增长，形成新的肿瘤病灶，而那些之前治疗时很难发现的细胞，有可能就会危及患者的生命。因此，每一名患者在接受根治术或者“根治性”放疗后，一定要定期复查。

PSA 检查是前列腺癌治疗以后最重要的复查项目。接受前列腺癌根治术的患者，术后 PSA 会呈下降的趋势，多数患者会在治疗后 1 个月左右降低至最低点，术后的检测有助于判断手术疗效。而接受放疗的患者，PSA 的下降相对缓慢，其最低点甚至可以在 3～6 个月时才能达到。根据诊疗指南推荐，在治疗后的前两年内，每 3 个月需要进行一次 PSA 复查，第 3 年以后，每半年复查一次。如果 PSA 稳定在很低的水平，可以适当

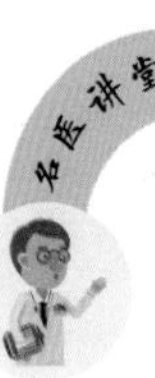

地延长PSA复查的间隔；而如果PSA出现上升的现象，则要增加PSA检查的频率，必要时需要进行积极的治疗。并且在每次复诊时，医师会根据每个患者的具体情况选择性地为患者进行X线胸片、直肠指诊、骨骼扫描等检查。因此，前列腺癌根治术后需要对患者进行全程追踪和随访。

143. 前列腺癌晚期患者能活多久

前列腺癌晚期是指发生远处转移的前列腺癌，但晚期前列腺癌的预后受多方面的影响，包括患者年龄、肿瘤分化程度、对治疗的反应等，治疗个体差异很大。总体来说，前列腺癌晚期骨转移的患者能活多久，主要取决于治疗方法是否恰当、患者自身身体功能的情况以及前列腺癌的病理类型、骨骼转移情况。目前通过积极治疗之后，还是很有可能活2年、5年，甚至10年的。

144. 晚期前列腺癌转移后应如何治疗

除了极少数无症状性转移性前列腺癌可以选择“观察等待”（或延迟治疗）的方式以外，其他转移性前列腺癌患者都需要接受治疗。

激素剥夺治疗是转移性前列腺癌最主要的标准治疗方式，也是各种新型联合治疗方案的基础，且常需贯穿患者后续治疗的始终。激素剥夺治疗包括多种实施方案，其中单纯去势（外科或者药物去势）是最被广为接受的核心治疗方式。近年来，随着多种新型内分泌治疗药物的出现，在单纯去势治疗的基础上，联

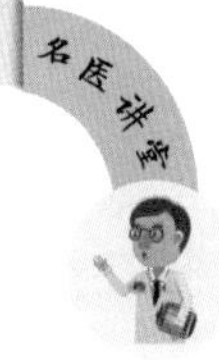

合使用这些新型药物的治疗方法都取得了显著的临床获益，并成为激素剥夺治疗的未来趋势。

针对转移性前列腺癌原发病灶或转移病灶的局部治疗，临床上能否获益尚未获得充分证据，多个前瞻性研究似乎提示该种治疗对进一步改善预后具有积极作用。针对转移性前列腺癌的治疗方案多样，包括：①单纯去势，包括手术去势及药物去势；②去势联合多西他赛；③去势联合新型内分泌药物治疗（阿比特龙或恩杂鲁胺）；④去势联合传统非甾体雄激素受体抑制药（氟他胺或比卡鲁胺）；⑤等待观察和主动监测。

145. 前列腺癌的预后是怎样的

前列腺癌根据患者的个性特征，预后也不尽相同，但相比于其他肿瘤，前列腺癌的整体预后是相对乐观的。我国一项研究显示其 5 年内的生存率呈现分期越高、生存率越低的趋势：T1～T4 各期的 5 年总生存率依次为 100%、84.1%、77.1%和 43.9%；疾病特异生存率则分别为 100%、95.7%、87.9%和 59.7%。不同分级的前列腺癌患者生存率也存在显著性差异，并呈现分级越高生存率越低的趋势。Ⅰ～Ⅲ级患者的 10 年总生存率依次为 77.4%、75.3%和 26.5%，疾病特异生存率分别为 88.9%、82.7%和 56%。

综上所述，根治性前列腺切除术与局部照射是早期前列腺癌患者的有效治疗方法，辅助内分泌治疗有益于提高疗效，促进存活。在影响前列腺癌患者生存预后的诸因素中，临床分期与分级是独立的重要因素。

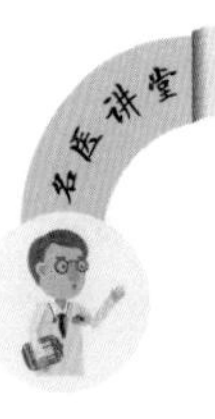

146. 前列腺癌患者在饮食方面需要注意什么

（1）低脂高纤维饮食：低脂高纤维饮食是目前预防前列腺癌的最主要方法，低脂高纤维饮食能显著降低前列腺癌的发病率，前列腺癌的发生在全世界有明显的地域性，北美与北欧发生率高，而亚洲和地中海沿岸国家发生率低。日本人移居美国后，前列腺癌发生率就会增高，然而移居美国的日本人如果保持传统的日本生活习惯，其前列腺癌的发生率则不会提高。

（2）豆类：豆类食品含丰富的异黄酮，多食豆类食品可以明显降低罹患前列腺癌的风险，其保护作用是其他食品的4倍以上。动物实验证实，补充黄豆蛋白可抑制前列腺癌的发生和发展，其机制是降低了细胞增殖和血管生成并增加细胞凋亡。

（3）蔬菜、水果：很多新鲜的蔬菜、水果都含有大量异黄酮，其中一些具有雌激素和抗氧化特性，经常摄入水果（苹果、西瓜）及蔬菜（大蒜、西红柿、胡萝卜）是预防前列腺癌的重要保护性因素；水果、蔬菜的食用频度与降低前列腺癌的危险性有关联。

（4）茶：绿茶中含儿茶素（又称为儿茶酸），儿茶酸可以抑制种植在裸鼠身上的人前列腺癌，使之缩小。统计学研究表明：亚洲人前列腺癌发病率低，可能与亚洲人比西方人消耗更多的茶有关。喝茶的饮用频度与前列腺癌亦存在相关性，饮用频度越高，患前列腺癌的风险性越低。

（5）石榴：石榴汁中含丰富的多酚，包括鞣花酸（鞣花丹宁和鞣花酸糖苷）、没食子丹宁和花青素及其他黄酮类。其中最丰富的是鞣花丹宁，占石榴汁中抗氧化物质活性的50%以上。鞣花酸和鞣花丹宁具有抗癌特性，可诱导细胞周期停止和凋亡，且

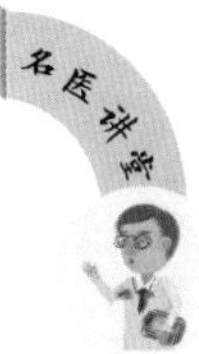

可抑制肿瘤的形成和生长。

饮食既可以诱发和促进前列腺癌的发生和发展，但也可以预防前列腺癌。青壮年男性更应该重视饮食对前列腺癌的影响，拒绝致癌饮食，多吃对前列腺癌有预防作用的饮食。

147. 每天饮一杯咖啡可预防前列腺癌吗

最近一项研究最终纳入了 16 项前瞻性队列研究，共计以 1 081 586 名男性为研究对象，其中前列腺癌病例共 57 732 例。研究人员对不同咖啡摄入量人群的前列腺癌相对风险进行研究，并采取非线性建模，根据研究地点、前列腺癌发展阶段和潜在的多种因素调整进行了亚组分析、敏感性分析，最终研究人员得到下述结论。

在喝咖啡的人群中，与摄入咖啡最少的人群相比，每日咖啡摄入量最多人群的前列腺癌风险降低了 9%。在剂量反应分析中，研究人员发现咖啡摄入量与前列腺癌风险之间呈反比，即咖啡摄入量的增加会降低前列腺癌发生的可能性，且每天每多喝一杯咖啡，患前列腺癌的风险就降低 1%。

目前，对于咖啡与前列腺癌发生风险的确切作用机制还尚未有定论，部分研究人员认为咖啡可以改善葡萄糖代谢，降低血浆胰岛素和类胰岛素生长因子 1 的浓度，具有抗炎和抗氧化作用，并影响性激素水平，而以上因素都与前列腺癌的发生与发展有关。

因此基于现有证据，一天可以喝多少咖啡依然是一个充满争议的话题，所以饮用咖啡并不能作为一种可以纳入指南的预防疾病方法。

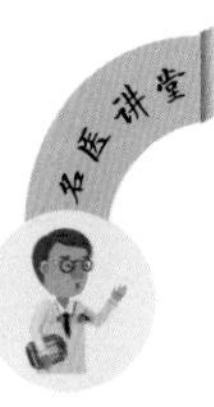

148. 吃番茄能预防前列腺癌吗

有学者报告食用番茄和患癌症的风险性呈负相关，也就是说多吃番茄可以预防癌症的发生。但新西兰的一项研究观察了前列腺癌的危险性与饮食中摄入的β-胡萝卜素和番茄红素的关系，发现食物中摄入β-胡萝卜素及蔬菜与前列腺癌危险性无关；摄入番茄红素和番茄与降低前列腺癌的危险性呈弱相关。这项研究表明，吃番茄并不能预防前列腺癌。总之，目前也尚无明确的证据表明多吃番茄能预防前列腺癌。

第三章
肾上腺肿瘤

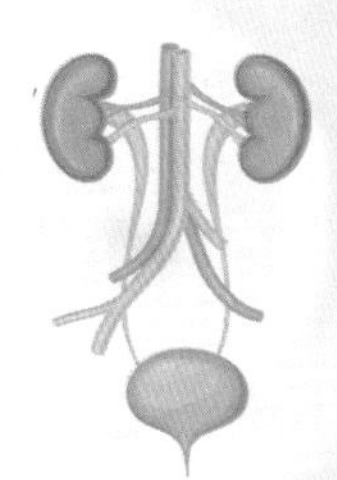

149. 肾上腺肿瘤是如何引起的

肾上腺是人体内重要的内分泌器官，位于两侧肾脏的上方，故名肾上腺。肾上腺左、右各一，位于腹膜后，由于其位置与肾脏关系密切，所以肾上腺肿瘤属于泌尿外科疾病。

肾上腺肿瘤种类复杂，肾上腺肿瘤指的是发生在肾上腺皮质、髓质及间质的良性或恶性肿瘤，因为肾上腺具有内分泌功能，可分泌不同的激素，因而可出现各种不同的临床症状。

肾上腺肿瘤的病因尚未完全阐明，目前认为是一项多因素的复杂性疾病，它的出现和遗传、发育异常、内分泌改变以及环境因素都有着一定的关系，一些不良的生活习惯，如吸烟、大量饮酒等可能诱发本病。

150. 肾上腺肿瘤有哪些类型

肾上腺肿瘤按照有无内分泌功能，可以分为功能型与非功能型，功能型主要可以表现为高血压、电解质紊乱、代谢异常、腹

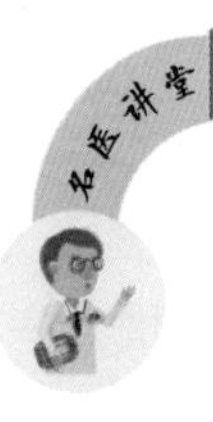

痛腹块等与内分泌和占位有关系的改变;而非功能型往往比较隐匿,可能生长到体积比较大时才会出现腹痛等症状。

肾上腺肿瘤按照肿瘤性质,又可以分为良性与恶性肾上腺肿瘤。恶性肾上腺肿瘤往往生长速度更快,出现症状的时间也更早。大部分良性肾上腺肿瘤经过手术是可以治愈的,但也存在少数预后不佳的情况。

肾上腺肿瘤按发生部位分为皮质肿瘤、髓质肿瘤、间质瘤或转移瘤等。

151. 肾上腺肿瘤的临床表现有哪些

肾上腺肿瘤有多种类型,不同类型肿瘤分泌不同的肾上腺激素,例如糖皮质激素、盐皮质激素、儿茶酚胺等,从而导致患者出现不同的临床表现。例如,当肿瘤过度分泌糖皮质激素时,患者会表现为库欣综合征。这种异常升高的糖皮质激素会引起患者出现向心性肥胖、满月脸、水牛背,颜面部出现痤疮。在女性患者中可能还会有毛发过度旺盛、长胡须、闭经和不孕等一系列临床表现。当肿瘤过度分泌醛固酮时,有的患者会出现四肢无力、软瘫、夜尿增多等一系列临床表现。如果不及时诊断和治疗,患者血压越来越高,可能会引起严重的心脑血管疾病。儿茶酚胺分泌过度时会引起血压的剧烈波动,主要是由于儿茶酚胺收缩血管的作用,严重时候患者收缩压甚至能高达 250～300 mmHg(成年人血压的正常范围为收缩压 90～140 mmHg,舒张压 60～90 mmHg),患者会出现脸色苍白,大汗淋漓,头痛剧烈。如果不及时诊治,可能引起严重的心脑血管并发症,例如脑出血等。所以,患者如果出现体重异常增加、四肢乏力、血压升高或

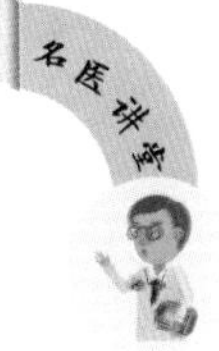

者波动，年轻女性月经不调、闭经或者不孕等情况，应尽早诊治，进行有针对性的治疗。

152. 肾上腺肿瘤为什么会引发高血压

肾上腺肿瘤确实有可能会引发高血压。对于肾上腺肿瘤，不管其是否具有内分泌功能，都有可能会导致血压的升高，但具有内分泌功能的肿瘤很容易导致血压的升高。有些肿瘤虽然没有内分泌功能，但是如果肿瘤比较大出现局部压迫导致肾盂积水，也会导致血压的升高。在临床表现上，一般像这种功能性的肿瘤往往会早期出现血压升高；而非功能性肿瘤在早期一般血压不高，随着疾病的进一步发展如出现肾脏的积水，则有可能导致血压升高。

153. 肾上腺肿瘤患者需要做哪些检查

临床上需要手术干预的肾上腺肿瘤通常为功能性肿瘤或高度怀疑恶性（或术前无法鉴别良恶性）的肿瘤。因此，要进行CT和MRI等影像学检查以明确肿瘤性质、大小和位置，还要进行激素、电解质等检查以判断肿瘤是否具有内分泌功能。

154. 如何区分肾上腺肿瘤是良性的还是恶性的

肾上腺肿瘤按照性质可分为良性肿瘤和恶性肿瘤，大部分是良性肿瘤，良性肿瘤有肾上腺皮质腺瘤、肾上腺髓质腺瘤等；恶性肿瘤有神经母细胞瘤、肾上腺皮质腺癌等。从生长的速度

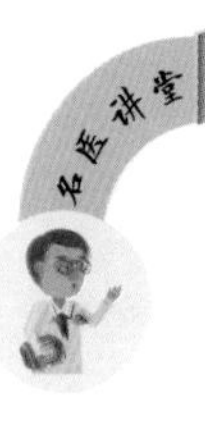

和方式上看，恶性的肾上腺肿瘤生长极快，呈侵入式生长；肾上腺良性肿瘤在CT上一般表现为光滑的、有包膜的、形态规则的结节或肿块；而恶性肿瘤一般表现为分叶状的、形态不规则的结节或肿块，常无包膜，呈浸润性生长，甚至还有恶性钙化。恶性的肾上腺肿瘤可以表现为功能性的，也可以发生转移，进展快，预后差。

155. 什么是肾上腺囊肿？肾上腺囊肿需要进行治疗吗

肾上腺囊肿是位于肾上腺的囊性肿块，可分为以下4型：①内皮性囊肿，占45%，又分为淋巴瘤型和血管瘤型，囊壁内衬以光滑和平坦的内皮细胞为其特点；②假性囊肿，占39%，主要因肾上腺组织或肿瘤内出血所致，也可因肿瘤的囊性退行性变所引起，囊壁由致密纤维组织组成，无上皮层衬里。在临床上以假性囊肿最多见；③上皮性囊肿，占9%，包括胚胎性囊肿、肾上腺囊腺瘤、真性或潴留性囊肿3类，内壁衬以腺上皮细胞；④寄生虫性囊肿，占7%，以包虫性囊肿为最多见，表现为壁厚，多钙化，并可见头节。大小可从数毫米到20厘米以上，多为单侧，双侧性囊肿占8%～10%。大多数无临床症状，为意外发现，少数较大的肾上腺囊肿可产生压迫症状。肾上腺囊肿较大时，可因压迫周围脏器出现腰腹部胀痛及胃肠道不适等非特异性症状，少数患者可因囊肿破裂出血引起急腹症，在手术探查时才被发现。除极少数肿瘤源性肾上腺囊肿外，肾上腺囊肿并不影响肾上腺功能，实验室检查多无明显异常改变，故目前诊断肾上腺囊肿主要依靠影像学检查。如果囊肿较小时，诊断多无困难，但对于较大囊肿无论做彩超或CT检查，都可能与周围脏器的囊性病变如肝囊肿、肾囊肿及胰腺囊肿混淆。而且肾上腺囊肿是少见病变，容易被医生忽略，亦是误诊原因之一。因此，对于上腹部腹膜后的囊性病变也应考虑是否来源于肾上腺，超声是首选的检查手段，经济、无痛、安全，又可大大提高诊断效率，同时也为患者提供了诊疗的最佳时机。增强 CT 是目前诊断肾上腺囊肿较为准确的检查手段。无法明确囊肿来源者可考虑行手术探查。

肾上腺囊肿大多数为良性，极少数具有内分泌功能，其处理方法主要依据患者的症状、囊肿的大小以及病理改变而定。①对于＜3 cm，无临床症状，无内分泌功能的囊肿可不予治疗。②对于有肿块压迫症状，囊肿直径＞5 cm 者或包虫性囊肿、瘤性囊肿，一经发现，需及早行手术治疗。③对于无症状，直径＜4 cm 的单纯性囊肿，可继续观察，如增大或出现症状再行手术。

156. 肾上腺肿瘤有哪些治疗方法

肾上腺肿瘤的治疗方法有手术治疗、药物治疗、内分泌治疗、放化疗等，需要根据病变部位、病情程度以及肿瘤情况综合考虑，选取合适的治疗方法。目前运用最多的是手术切除，术后再根据患者的身体情况配合行其他辅助治疗方法。对于晚期的肾上腺肿瘤，一般宜采取保守的治疗方法。

肾上腺肿瘤可分泌各种不同激素，产生相应的临床表现。其中髓质不但分泌肾上腺素，还可分泌去甲肾上腺素、多巴胺，其不良反应较肾上腺素为小，同时具有很好的升高血压的作用。而肾上腺皮质可以产生和分泌皮质激素（甾体类激素或类固醇），有 40 余种，加上一些中间产物或衍生物，可达 70 余种。

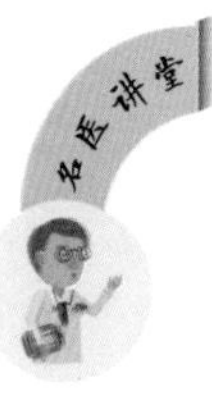

不同种类的肾上腺肿瘤治疗办法不同，例如醛固酮增多症，对较小的腺瘤，可以采用剜除术，连周围的0.5 cm左右的正常组织一起切除。因为贴近肿瘤的肾上腺组织多存在异常，会造成肿瘤复发。同时醛固酮增多症手术后血钾、醛固酮值可恢复正常，症状可消失。药物治疗可采用螺内酯(安体舒通)，每日3次，使血钾和血压恢复到正常。

嗜铬细胞瘤的治疗可采取手术切除，大多数术后效果良好。但围手术期和麻醉风险性较大，特别是对肿瘤较大者，因其血管丰富，且紧贴肾脏周围大血管，容易出血；同时肿瘤富含大量儿茶酚胺，手术过程中如被挤压释放入血，可引起血压的急剧升高和心搏骤停。术前嘱患者准备2～4周，以阻滞肾上腺能受体，减轻患者术中血压、心律的波动，提高手术的安全性。同时还需要充分做好术前准备和术后护理，手术中操作要轻柔，以保证手术的顺利完成。肾上腺皮质癌甚少见，一般为功能性，发现时一般比腺瘤大，呈浸润性生长，正常肾上腺组织被破坏或被淹没，向外侵犯周围脂肪组织甚至该侧肾，常转移到腹主动脉，可经淋巴或血行转移到肺、肝等处。手术治疗是其主要治疗方式，术后注意定期随访，注意防止肿瘤的复发和转移。

157. 哪些肾上腺肿瘤需要进行手术治疗

对于以下肾上腺肿瘤，多考虑手术治疗：①原发性醛固酮增多症(孤立腺瘤及双侧肾上腺增生)；②库欣综合征；③嗜铬细胞瘤；④肾上腺腺瘤；⑤髓样脂肪瘤；⑥肾上腺囊肿；⑦转移性肿瘤；⑧肾上腺皮质癌；⑨神经母细胞瘤；⑩偶然发现的肾上腺肿物或“偶发瘤”。

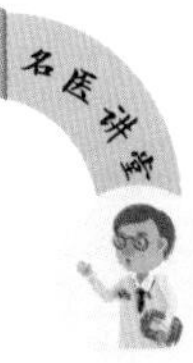

158. 肾上腺肿瘤手术是大手术吗

肾上腺肿瘤手术是一种比较常见的大型手术，手术方式与病变部位等有着较大的联系，存在一定的手术风险，与主刀医师的技术也有相关性。

肾上腺肿瘤的手术方式目前首选采用腹腔镜和机器人腹腔镜，都是微创手术，不太复杂的腹腔镜肾上腺手术费用一般为2万～2.5万，机器人腹腔镜手术可能会贵一些。复杂的腹腔镜肾上腺手术费用可能会更高，主要看病情复杂的程度。

159. 肾上腺肿瘤手术的风险高吗

肾上腺肿瘤手术存在一定的风险性。主要包括术中出血与血管损伤、手术视野暴露困难、周围脏器损伤等。对于嗜铬细胞瘤，还需要格外注意其分泌功能引起的术中血压波动。

手术风险与肿瘤情况、患者基础情况等关系较大，综合来讲成功率较高，术后并发症发生率低。

手术后存在一定的复发概率，良性肿瘤复发概率较小，恶性肿瘤有可能会复发。

160. 肾上腺肿瘤切除后对身体有影响吗

术后可能会出现一些并发症，常见如术后乏力、虚弱盗汗、四肢无力等。有时因肿瘤生长、切除范围等问题，可能会出现肾上腺皮质功能减退，需要长期口服相关激素。嗜铬细胞瘤需要

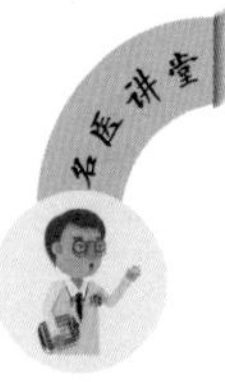

注意α肾上腺素能受体阻滞造成的低血压。

161. 肾上腺无内分泌功能的肿瘤要不要进行手术

随着目前体检的日益普及，肾上腺疾病的发现率逐年增高。肾上腺的作用是管理全身的生命激素，调节机体的功能，是机体一个重要的内分泌器官。肾上腺可以分泌大量激素，例如皮质激素、髓质激素和性激素。但当肾上腺肿瘤不分泌激素的时候，可不产生任何临床症状，这种情况我们称之为肾上腺无功能肿瘤。肾上腺无功能肿瘤病理类型可以是腺瘤、囊肿、髓样脂肪瘤等，少数可以为全身淋巴瘤的局部表现。因此，如果肾上腺肿瘤影像学上无恶性迹象的，或无任何内分泌功能，或肿瘤直接小于3 cm者可考虑随访。如随访发现肿瘤增大明显，或原无内分泌功能后变成有内分泌功能的，要及时手术。

162. 肾上腺肿瘤的术前准备事项有哪些

肾上腺肿瘤术前首先要明确患者肿瘤是否具有功能，是否分泌肾上腺激素，是否导致皮质醇增高、醛固酮增高或者儿茶酚胺增高等影响人体正常的生理功能。一旦发现肾上腺肿瘤需要及时就诊检查，明确肿瘤性质，必要时及时手术，才能获得治愈，而完善的术前准备是手术成功的关键。肾上腺肿瘤的术前准备主要有以下几个方面。

(1) 充分术前评估，如进行CT或MRI检查等，以明确肾上腺肿瘤的位置、大小等情况。

(2) 鉴别肿瘤是否具有功能，如醛固酮增高会引起患者血

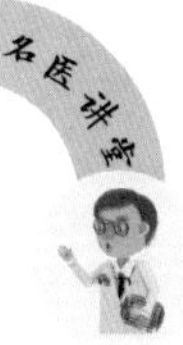

钾下降，需补钾联合螺内酯使血钾恢复正常方可进行手术；皮质醇增高，手术中与手术后需常规补充激素；儿茶酚胺增高可造成高血压，需要患者至少服用 2～3 周的 α 受体阻滞剂使血压下降，同时手术前 1 周左右进行补液扩容，防止手术将肿瘤切除后儿茶酚胺急剧下降引起血压下降。

(3) 患者基础状态评估，术前明确患者体征情况，例如血压值、心率、身高、体重等，如果患者合并有其他疾病，同样也需要明确其控制情况。只有充分保证患者的各项体征正常，才能实行良好的手术，否则会导致一系列手术并发症和不必要的风险。

163. 肾上腺肿瘤微创手术方式有哪些

微创手术主要指腹腔镜下肾上腺肿瘤切除术，又可以分为经腹腔入路和经腹膜后入路，微创手术具有损伤小、恢复快、并发症少等优点。而对于体积更小的肿瘤，可以考虑单孔或微小腹腔镜肾上腺切除术。

目前随着腹腔镜技术的迅猛发展，其在临床上得到了广泛应用，特别是在肾上腺肿瘤手术中。通过气腹构建后腹腔镜空间，距离肿瘤位置更近，并且不需要做较深的切口，从而避免给机体造成较大创伤。并且通过腹腔镜放大效应可以获得清晰的手术视野，避免因手术视野暴露性差，造成周围组织损伤。同时，腹腔镜下有多种止血的器械，例如钛夹等，可以在术中有效地夹闭中央静脉主干血管、肾上腺动脉等，有效控制出血。因此，相较于传统开腹手术，腹腔镜手术更为微创、简单，能减少手术时间，促使患者术后尽快康复。机器人手术可以突破人眼的

局限，进入人体内部的机器人镜头能使手术视野放大15倍，同时也解放了人手的局限，在原来人手伸不进去的区域，机械手可以在360°空间下灵活操作。特别是对于像血管的缝合、精细管腔的吻合、非常狭窄腔隙的操作，在过去的传统开腹手术或腹腔镜手术下很难完成的操作，借助机器人都能够很容易地实现。同时，还可充分发挥手术精准细致，患者术中出血少、手术创口小、术后恢复快的优点。但机器人手术费用昂贵，这一点限制了其临床的广泛应用。

164. 肾上腺肿瘤的手术注意事项有哪些

肾上腺肿瘤的手术有以下几点注意事项：①需要检查是否两侧都存在腺瘤，醛固酮瘤较其他腺瘤容易出现两侧同时病变；②醛固酮瘤切除后，还要在同侧肾上腺检查是否存在其他微腺瘤，如存在，则需要切除整个同侧肾上腺；③皮质醇瘤的切除过程中要保留同侧的肾上腺，同时需要在手术过程中给患者补充激素。

165. 肾上腺肿瘤手术后血压仍然较高的原因是什么

主要原因可能有两点，一是继发性高血压，由于肾上腺肿瘤患者长期血压增高，造成血管弹性差，因此在完全切除肿瘤后，仍不能恢复满意的血压；二是存在原发性高血压，即使做了肾上腺手术解决了继发性因素，因为患者还有原发性因素，所以导致血压仍然较高。

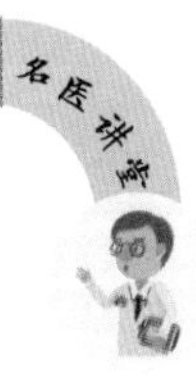

166. 肾上腺嗜铬细胞瘤术后如何护理

（1）密切观察血容量变化：嗜铬细胞瘤分泌较多儿茶酚胺，肿瘤摘除后血循环中儿茶酚胺急剧下降，周围血管扩张，血容量相对不足，导致术后患者出现低血压、休克。因此，术后护理需要注意以下几点：①保持2条静脉通路，微泵调整药液达到控制血压并监测循环功能。②术后严密监测血压。③严密监测中心静脉压力。④记录24小时尿量。⑤观察患者一般情况和生命体征。

（2）密切观察皮下气肿及淤血情况：目前肾上腺手术基本均在腹腔镜下进行，术中需要在腹膜后间隙注入CO_2形成气腹，气体弥散可引起皮下气肿，严重者可达颈面部皮下，可扪及捻发音。一般气肿无须处理，严重者需要做穿刺放气。同时需要密切监测血气情况，避免血气异常，影响代谢。

（3）密切观察术后出血情况：腹腔镜手术皮肤一般有3～4个切口，缝合不严密情况下会出现伤口渗血，需要密切观察伤口敷料情况。同时，由于腹腔镜手术使用钛夹止血，小血管为电凝止血，如果患者频繁呕吐、咳嗽，或者过度活动都可能使钛夹移动，凝块脱落，导致术后出血。所以要密切注意观察引流液的颜色、性质和量的变化，如出现异常要及时通知医师。

（4）密切观察呼吸道并发症的发展：手术插管全麻后呼吸道分泌物较多，术后容易出现痰液，必要时候需要给予庆大霉素、糜蛋白酶雾化吸入，起到消炎止咳、祛痰的效果，同时鼓励患者咳嗽，必要时候轻叩背部或改变体位进行排痰。

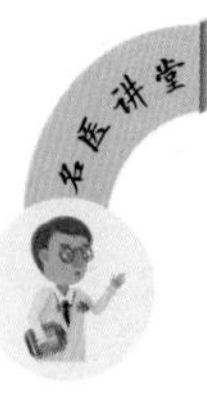

167. 肾上腺肿瘤患者能够生存多长时间

生存时间与疾病种类、良恶性程度和发现时间有关，如果早期发现并及时切除，生存时间可达到10年或更久。而对于恶性晚期患者，生存的时间大多不超过5年。

168. 肾上腺肿瘤会复发吗

肾上腺肿瘤大多数都是良性的，肾上腺瘤可分泌各种不同的激素，产生不同的临床表现。肾上腺肿瘤良性肿瘤复发率相对来说比较低。对于恶性肿瘤来讲，手术复发率相对要高很多，所以手术后，患者需要定期到医院去做复查，根据肿瘤的良性或者恶性来决定复查频率和检查方式。因为良性肿瘤定期复查的频率可以低一些，患者如果为恶性肿瘤，术后随访的频率要高，并且一旦发现全身转移，应该按照诊疗规范建议进行治疗。肾上腺肿瘤患者术后同时应注意营养，定期服用药物，预防全身转移的情况。

169. 肾上腺肿瘤有哪些预防方法

对于肾上腺肿瘤的预防，暂无特殊的方法，主要在于肿瘤的早发现、早诊断、早治疗。当发现不明原因的血压异常以及代谢异常后，应及时排查肾上腺肿瘤的可能，并及时就医。

第四章 肾脏肿瘤

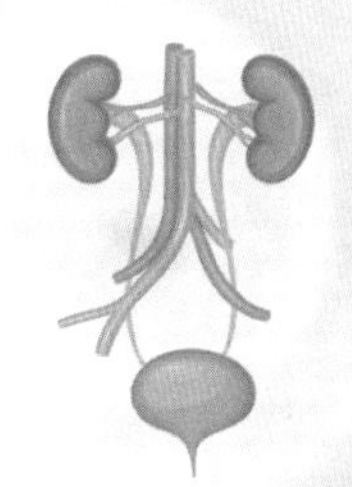

170. 什么是肾癌？肾癌可分为哪些类型

肾细胞癌简称肾癌，它是起源于肾小管上皮的恶性肿瘤，占肾脏恶性肿瘤的 80%～90%。肾癌可分为透明细胞癌、乳头状肾细胞癌、嫌色细胞癌、集合管癌和一些少见类型，其中以透明细胞癌最为常见。

171. 什么是遗传性肾癌

肾癌不是单一的疾病，它是若干不同类型的肾脏肿瘤的统称，这些肿瘤具有不同的基因、不同的组织学类型及不同的临床进展方式。虽然遗传性肾癌仅占肾癌总数的 2%～4%，但该病的病因、临床表现、治疗方式与散发性肾癌有很大不同。目前已经明确的遗传性肾癌包括希佩尔-林道病（VHL 综合征）、遗传性乳头状肾癌（HPRC）、Birt-Hogg-Dubé（BHD）综合征、遗传性平滑肌瘤病肾癌（HLRCC）等。

VHL 综合征是一组多发的、多器官的良恶性肿瘤症候群，

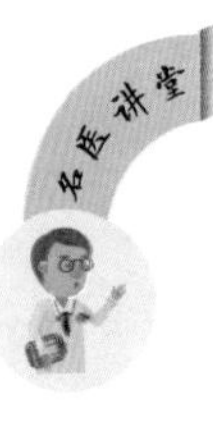

主要表现为视网膜和中枢神经血管网状细胞瘤病，还可并发淋巴囊肿、胰腺囊肿、嗜铬细胞瘤、肾囊肿和肾癌等。人群发病率为1/5 000～1/36 000，发病年龄差异很大，平均生存期是49岁，且75%患者病灶为双侧性、多灶性，病理类型多为透明细胞癌。

HPRC也是一种常染色体显性遗传病，表现为双肾多发肿瘤，可伴发乳癌、胰腺癌、胆管癌、肺癌、黑色素瘤等。发病年龄平均为45岁。病理分级较低，血管相对不丰富，常伴有嗜碱性粒细胞，预后相对较好。

BHD综合征也是一种常染色体显性遗传综合征，涉及全身多个系统，受累人群发生皮肤纤维毛囊瘤、肺囊肿、自发性气胸及肾肿瘤的风险升高。绝大部分患者存在纤维滤泡增殖等皮肤良性病变，面部、颈部及躯干上部多发性小的圆形丘疹是此综合征的特征性病变。此类肾癌通常表现为双侧、多发，侵袭性较低。常见的组织学类型为嫌色细胞癌(34%)、嫌色细胞和嗜酸性粒细胞混合癌(50%)、嗜酸性粒细胞腺瘤(5%)、透明细胞癌(9%)、乳头状肾癌(2%)。不同的组织学类型可见于同家族、同一患者，甚至同一肾脏。

HLRCC是一种侵袭性较强并有早期转移倾向的遗传性肾癌。其组织学标志性特征是大的肿瘤细胞核里可见围有晕轮的似包裹体的嗜酸性核仁。肿瘤可独立生长或位于囊肿内，发病早，恶性程度高，早期即可转移。此型发病率较低，相关报道及研究也较少。

172. 肾癌是由哪些因素引起的

流行病学研究显示肾癌的病因尚不明确，目前可以确定吸烟、肥胖、高血压是肾癌的危险因素。慢性肾病、血液透析、肾移植、获得性囊性肾病、既往肾癌病史以及糖尿病可能与肾癌发病有关。此外，遗传因素也是肾癌的重要危险因素。

(1) 吸烟：肾癌唯一公认的环境危险因素是烟草，但相关危险系数不高，为1.4～2.5。所有形式的烟草暴露均与肾癌发生有关，而且相对危险度随吸烟时间增加而增加，戒烟后可降低。

(2) 肥胖：病例对照研究显示肾癌在长期肥胖、低收入人群、居住在城市的人群中多见。典型的西方现代饮食方式（高脂肪、高蛋白、低水果和低蔬菜饮食）、奶制品摄入增加、咖啡和茶的摄入增加和肾癌相关，但相对危险度不高。

(3) 家族遗传性：肾癌家族史也是一个危险因素，研究显示肾癌患者的一级和二级亲属的相对危险度为2.9。遗传性肾癌占全部肾癌的3%～4%，可能是一些特定的能够导致肾癌的基因突变引起的，比如*VHL*基因突变。

(4) 职业：镉工业吸入或随食物吃入会增加患肾癌的危险系数；焦炭工人中肾癌病死率为其他钢铁工人的5倍；在石油精炼厂和石油化工产品工作20年以上男性，肾癌的病死率比普通工人增加2倍；也有报告显示干洗行业、石棉工人和印刷工人也因接触有害化学物质而增加患肾癌的危险性。

(5) 三氯乙烯：一些研究报告显示三氯乙烯暴露人群中肾癌的发病率有升高，其危险度为2～6。

(6) 高血压：数项大型前瞻性队列研究结果表明，高血压或降压治疗与肾癌发病风险相关，血压越高，肾癌发病风险也相应增加。一项前瞻性研究结果表明血压水平和男性肾癌发病风险相关，与男性和女性的整体肾癌病死率呈正相关。血压控制得越好，则患肾癌的风险越低，因此包括呋塞米在内的降压药物可能并不是肾癌患病的危险因素。肾癌患者血压增高的原因可能与肾癌细胞分泌的肾素、内皮素-1和血管紧张素Ⅱ有关。

(7) 其他医源性因素:二氧化钍(过去使用的造影剂)、免疫治疗和放疗等,但相对危险度较低。

(8) 其他疾病:终末期肾衰竭的患者在长期接受血液透析、肾移植后和某些家族性综合征如结节性硬化综合征患者的肾癌发病率也增加。

(9) 循环的维生素 D 结合蛋白(VDBP):最新研究发现血清含有 VDBP 的浓度越高,肾癌发生的风险越低。

173. 肾癌的早期症状有哪些

肾癌的临床表现多变,早期往往缺乏典型症状,有超过50%的肾癌是在对非特异性症状进行体检时发现的。后期典型三联征为血尿、腰腹痛和腹部肿块。

(1) 血尿:血尿是肾癌的最常见症状,表现为尿中带血,但排尿时无疼痛;血尿呈间歇性发作,间歇期随病情加重而缩短,以致有人出现1~2次血尿后无任何不适而未引起足够重视。当频繁血尿时再就诊,势必延误病情。

(2) 腰腹疼痛:腰腹部疼痛是肾癌的另一常见症状,多表现为钝痛、胀痛,局限在腰部。当肿瘤侵及周围组织时,则出现较为剧烈的持续性疼痛。

(3) 腹部肿块:腹部肿块是肾癌晚期症状。肿块较小时可因位置深而不易察觉,当肿块增长较快、较大时才被发现。这种肿块表面光滑、质硬,无压痛。临床上把血尿、腰腹疼痛及腹部肿块称为肾癌的“三联征”。但并不是每个患者都会同时具备上

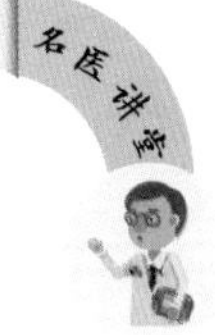

述三个症状，一般可出现 1～2 个症状，其中以血尿、疼痛较为常见，不到 1/4 的患者可触及腹部肿块。

另外，肾癌患者还可出现发热、高血压、贫血、男性出现女性化特征、女性长胡须等。

174. 肾癌的血尿特点是什么

尿液中含有一定量的红细胞时称为血尿。血尿分为肉眼血尿和镜下血尿。肉眼血尿，是指肉眼看到尿液呈鲜红色或洗肉水样。仅在显微镜下才能发现红细胞者称为镜下血尿。一般 1 000 ml 尿液中含 2 ml 以上血液，尿液就会呈现红色。

肾癌的典型临床表现为血尿、疼痛和腹部肿块，为肾癌发展到中、晚期时出现的症状。20 世纪 80 年代以前，患者多因血尿、疼痛、肿块三大症状之一就诊。近年来，随着 B 超和 CT 等检测手段的广泛应用和定期健康体检的普及，越来越多的患者为体检或其他疾病就诊时偶然发现，为无症状肾癌或偶发性肾癌，无血尿、疼痛和肿块等任一症状。

早期肾癌的肿瘤体积小，对肾盂肾盏无压迫和侵犯，多不产生血尿。随着肿瘤体积的逐渐增大，逐渐对肾盂肾盏产生压迫甚至侵犯，就会出现镜下血尿甚至肉眼血尿。如果血尿较为轻微，除了镜下或肉眼可见血尿外，多无其他不适。如果血尿进一步加重，可产生全程持续肉眼血尿，甚至在肾盂和输尿管内出现血凝块梗阻，从而引起腰酸疼痛症状，肾盂和输尿管内血凝块在排出过程中可塑形成条状和蚯蚓状。如果肾肿瘤合并尿路感染，还会产生尿频、尿急、尿痛和发热等感染症状。

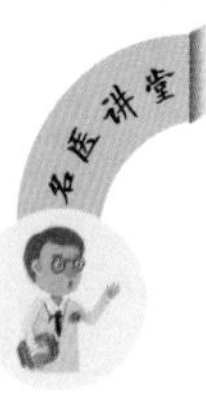

175. 什么是肾副瘤综合征

随着对肿瘤研究的加深，临床上发现不少恶性肿瘤有各种共有的全身性表现。据报道，肾癌、肝癌、淋巴肉瘤和胰腺癌等易引起发热；支气管癌、肝癌易引起性激素分泌紊乱；胰腺癌、肝癌、胃癌、宫颈癌、前列腺癌、卵巢癌、淋巴肉瘤等易引起血液凝固性改变，导致非癌细胞性静脉栓塞；有的恶性肿瘤可引起非细菌性血栓性心内膜炎。这些恶性肿瘤的全身表现，统称为副肿瘤综合征。副肿瘤综合征可以和恶性肿瘤的其他症状并存，或在其他症状前后出现。认识副肿瘤综合征有助于寻找早期诊断恶性肿瘤的线索，提供鉴别诊断的依据，指导治疗，协助预测预后。

总之，副肿瘤综合征就是在肿瘤跟肿瘤转移灶以外所引起的跟肿瘤相关的一些症状。其实它是由肿瘤产生的一些物质，引起人体内的新陈代谢发生变化所致，如有些肿瘤可以产生一些激素，肾脏因为它本身具有内分泌功能，所以某些肾癌细胞它也具有内分泌功能，这些内分泌功能所造成的除肾脏本身以外的一些表现就被称为副瘤综合征。副瘤综合征在肾癌中比较常见，发生率为10%～40%，表现通常不具有特异性。但是它的一些表现跟肾癌本身是不一样的，是由于它所分泌的激素或它所代谢的产物导致的，包括淀粉样变，也包括乏力、消瘦、恶病质等，具体可包括以下症状：

（1）发热：发热在肾癌患者中极为常见，有学者甚至主张将发热、血尿、疼痛、肿块一并称为“四联征”。肾癌患者多表现为低热。因此，对中老年人有不明原因发热的患者应考虑有患肾

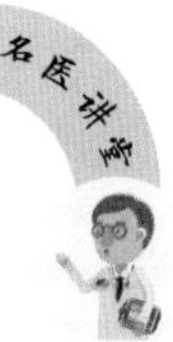

癌的可能。以往认为发热的原因是由肿瘤组织出血、坏死引起，但近年来发现发热原因是肿瘤产生特殊的肿瘤致热原所致。发热与肿瘤坏死及出血程度无关。发热并不表明预后不良，手术切除肿瘤后体温很快降至正常，肿瘤复发或转移，发热又会重新出现。

(2) 贫血：血尿是导致贫血的原因之一，但无血尿者亦可表现出贫血。肾癌患者的贫血与慢性炎症相似，其血清铁和血清内转铁蛋白水平下降，而骨髓内网状内皮巨噬细胞内含铁量升高，肿瘤内含铁血黄素沉着明显增多。因此，贫血与铁进入癌细胞内有关。此外，肿瘤毒素或大量肾组织被破坏致红细胞生成素减少，相应红细胞的生成亦减少。

(3) 肝功能异常：无肝转移的肾癌患者有15%～20%表现为肝功能异常，可表现为食欲缺乏、厌油腻食物、上腹胀满、消瘦、乏力等类似慢性肝炎或消化道肿瘤样症状。实验室检查可显示肝转氨酶、α-谷氨酰转肽酶、碱性磷酸酶、α_2-球蛋白升高及凝血酶原时间延长等。导致肝功能异常的原因可能与肾癌组织产生某种毒素有关，也可能是由体液因子所致。彻底切除肿瘤后肝功能可很快恢复正常。因此，肝功能异常不是手术禁忌。术后定期检查肝功能有利于判断预后。术后如肝功能异常无恢复，一年生存率仅为26%；持续肝功能异常，提示手术切除不彻底或存在临床未发现的远处转移灶。术后如肝功能恢复正常，但以后又出现异常，表明局部肿瘤复发或有远处转移。

(4) 高血压：肾癌并发高血压的发病率为10%～40%，引起高血压的主要原因是肿瘤细胞本身分泌肾素。伴高血压的部分肾癌患者外周血肾素活性明显升高，癌组织的肾素含量明显高于癌周围组织。肾素活性高者肿瘤的恶性程度大，且多有局部

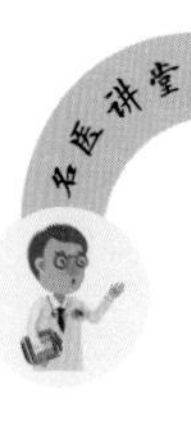

转移，预后较差。切除肿瘤后血肾素活性明显下降。此外，引起高血压还与以下因素有关：肿瘤直接浸润肾动脉；瘤内静脉瘘形成，导致心输出量增加；瘤压迫肾实质引起缺血等。

(5) 高血钙：肾癌患者中3%～16%伴有高血钙。无骨转移者高血钙是由于肿瘤产生甲状旁腺素或类似物质所致，高血钙亦可继发于有远处骨转移的晚期患者。无骨转移表现高血钙者切除肾肿瘤后，血钙可恢复正常。

(6) 红细胞增多症：1.3%～4.4%的肾癌患者可有红细胞增多症。血红蛋白大于15.5 g/L，但白细胞及血小板并不增多。以往认为肿瘤内动静脉瘘形成引起动脉血含氧量低是导致红细胞增多的原因，但近年来研究证实是肿瘤细胞本身产生红细胞生成素。用抗红细胞生成素抗体对肾癌组织进行免疫组化研究，发现肿瘤细胞胞浆内存在大量染色阳性颗粒。手术切除肿瘤后血红蛋白又恢复正常，如再度出现红细胞增多症则预后不良。血红蛋白升高与生存率有一定的关系，肿瘤局限于肾内者易并发红细胞增多症，预后较好，长期生存率高。

(7) 性功能障碍：男性表现为乳腺发育、女性化；女性可长胡须、停经，主要与肿瘤产生的促性腺激素有关。

(8) 糖代谢异常：肾癌可分泌胰高血糖素，引起高血糖；也可分泌胰岛素样物质，导致低血糖。

(9) 分泌降血压物质——前列腺素A：一例有20年高血压病史的肾癌患者，诊断肾癌1年前血压接近正常，肾癌切除后血压又明显升高。术前测定血前列腺素A高于正常人5倍，术后血前列腺素A为正常人2倍。癌组织内前列腺素A含量明显升高。

(10) 库欣综合征：肾癌组织可自主分泌促肾上腺皮质激

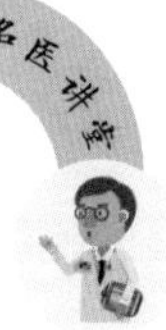

素，引起双侧肾上腺增生，肾上腺皮质功能亢进，表现为典型的库欣综合征。手术切除肿瘤后症状可缓解。

(11) 血癌胚抗原(CEA)及甲胎蛋白(AFP)升高：有个案表明，血及肿瘤组织中 CEA 或 AFP 可明显升高，可能与肿瘤分泌该物质有关。

(12) 静脉癌栓引起相应症状：肾静脉内癌栓可引起精索静脉曲张，平卧位不消失，下腔静脉癌栓可引起腹壁浅静脉曲张，双下肢水肿。癌栓长入右心房可引起心脏相关症状。

(13) 肿瘤免疫引起的相关表现：肾癌可引起神经肌肉病变、血管病变、淀粉样病变、免疫性肾小球肾炎。神经系统损害可表现为脑及外周神经症状，亦可并发脊髓运动神经元损害导致肌肉萎缩。炎症反应性综合征的肾癌患者，其周围血中 IL-6 水平明显升高，提示其发病机制与肿瘤免疫有关。

176. 尿路结石会发展成为肾癌吗

有研究表明尿路结石是肾和肾盂恶性肿瘤的危险因素。尿路结石长期刺激尿路上皮，使尿路上皮细胞过度增生并发生恶变，最终可能导致尿路上皮细胞肿瘤发生。但这个过程相当漫长，且发病率非常低。

值得注意的是肾癌或肾盂癌有可能被误诊为肾结石，或者肾结石合并肾癌或肾盂癌时，后者容易被漏诊，无论是误诊还是漏诊都可能造成诊治的延误，影响患者的治疗和预后。因此，对于血尿和腰痛，应鉴别是肾结石还是肾癌或肾盂癌引起。如果肾结石患者在结石去除后仍反复出现严重血尿，应警惕肾结石合并肾盂癌的可能。

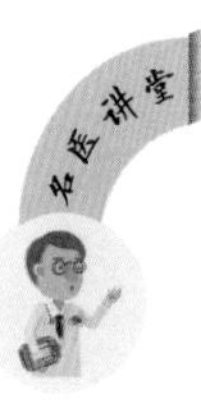

177. 为什么中年人突发高血压须警惕肾癌

部分肾脏肿瘤在生长过程中会产生类激素样的物质，会引起全身或其他脏器的一些改变，称为肾癌的副瘤综合征，如发热、红细胞沉降率加快、肝功能异常、红细胞异常增多或贫血以及高血压等。其中高血压是比较常见的一种副瘤综合征表现，它是由于肾癌细胞分泌肾素造成的。因此，对于中年患者突然发生高血压或者是原来平稳的高血压突然恶化，就应该高度警惕是否是肾脏的问题，需要做一个肾脏的全面检查以排除肾癌的可能。

178. 肾脏肿瘤都是肾癌吗

肾脏肿瘤具有多种分类，90％左右为良性肿瘤，良性肾肿瘤包括肾包膜肿瘤（如纤维瘤）、肾实质腺瘤、血管瘤、多种囊性病变和萎缩性病变、异质和间质细胞肿瘤，肾嗜酸细胞腺瘤甚至包括多种类型的肾积水。肾盂肿瘤包括良性的乳头状瘤以及移行细胞、鳞状细胞和腺癌等恶性肿瘤。肾旁肿瘤包括对肾的浸润和扩展，它们可能是良性的也可能是恶性的。低分化的肿瘤主要包括肾母细胞瘤，分化比较低的间皮肉瘤和儿童的肉瘤。成人肾实质恶性肿瘤是常见的肾恶性肿瘤，主要包括传统的肾上腺样瘤、肾细胞癌、肾腺瘤和乳头状腺癌。其他的恶性肿瘤还包括一些少见的间质细胞恶性肿瘤，比如不同类型的肉瘤、血管外皮细胞瘤、浸润性恶性肿瘤、骨髓瘤以及肾脏实质的继发或转移性恶性肿瘤，因此肾脏肿瘤不都是肾癌。

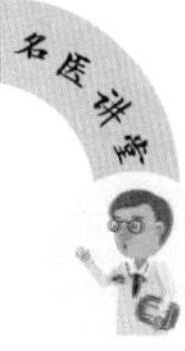

是不是长在肾脏里的肿瘤都是肾癌呢？答案是否定的，根据肿瘤的组织学来源，一部分“长在肾脏里”的肿瘤实际上是位于肾盂的尿路上皮癌，因其与输尿管癌在组织学来源和处理方法上较为一致，因此统称为上尿路肿瘤，但与肾癌有较大不同。肾盂癌和输尿管癌是一类恶性程度较高的肿瘤，发病率约占肾脏肿瘤的10%，占尿路上皮肿瘤的5%～10%。其病理类型多为尿路上皮癌，少数为鳞状细胞癌及腺癌。后者常因肾盂或输尿管黏膜长期受到慢性刺激（如结石或炎症）诱发恶变而形成。由于尿路上皮癌具有多中心和易种植的特点，故30%～50%的肾盂癌和输尿管癌患者可伴发膀胱尿路上皮癌。肾盂癌和输尿管癌最常见的症状为血尿，可发生于70%～80%的患者身上，既可表现为全程无痛性肉眼血尿，也可表现为镜下血尿。尿路造影常可显示肾盂或输尿管内充盈缺损，形态不规则。CTU检查有助于鉴别肾癌与肾盂癌。部分患者尿脱落细胞学检查可找到癌细胞。对于诊断不确定的患者，有条件时可行输尿管镜检查及标本刷活检。肾盂癌及输尿管癌的治疗以外科手术为主，必要时辅以化疗。

179. 定期体检是发现早期肾癌的最佳办法吗

肾癌是一种很“低调”的恶性肿瘤，隐匿性强，早期一般没有症状，不会感觉到异样。当出现明显症状，如典型的“三联征”表现——血尿、疼痛、肿块时，预示着肾癌已经进入了晚期，此时患者也失去了治疗的最佳时机，无法获得治愈。肾癌如果能尽早发现，通过正确的治疗，早期患者的十年生存率可达到90%以上，但中晚期患者的十年生存率则会明显下降。非常惋惜的是，

我国被诊断为肾癌的患者中，20%～30%都属于晚期。由于早期肾癌往往没有特殊不适症状，这就需要通过B超、CT和MRI等影像学检查发现肾脏肿瘤病灶，B超可以发现直径1 cm以上的肿瘤病灶，CT和MRI的分辨率更高，能更清楚、准确地发现更小的肿瘤病灶。通过对肾脏进行定期B超等检查，如发现可疑病灶再进行增强CT和MRI检查可进一步明确病灶位置、性质和邻近关系，这是早期发现肾癌的最佳办法。因此，定期体检是发现早期肾癌的最佳办法。

180. 什么是肾错构瘤

肾错构瘤又称为肾血管平滑肌脂肪瘤，是由异常增生的血管、平滑肌及脂肪组织按照不同比例构成的，它是一种良性肿瘤，病因尚不清楚，以中年女性多见，发病年龄多为30～60岁。肾错构瘤分为两种类型：①不伴有结节性硬化症者，约80%患者属于该类型，肿瘤多单侧单发，瘤体不大。②结节性硬化症伴发肾错构瘤者，约占20%，肿瘤多为双侧，且多发，瘤体大小不等。

181. 肾错构瘤的临床表现有哪些

（1）绝大多数肾错构瘤患者没有明显的症状。

（2）一些比较大的肾错构瘤，因为压迫十二指肠、胃等器官可出现消化道的不适症状。

（3）当较大体积的肾错构瘤突然破裂时，患者会出现腰腹疼痛和血尿等症状，严重的大出血患者可以在腹部触及包块，甚

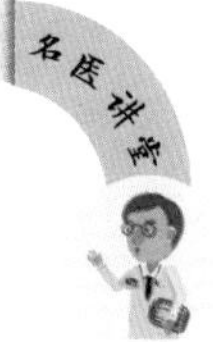

至有休克症状。

(4) 肾外表现：面部蝶形分布的皮脂腺瘤、癫痫、智力减退等。

182. 肾错构瘤的检查方法有哪些

肾错构瘤可通过临床症状和体征，结合影像学检查明确诊断。主要检查包括：

(1) 实验室检查：尿液检查可有隐血。双肾错构瘤可有高血压、肾功能不全表现，实验室检查出现血肌酐、尿素氮的异常。

(2) 影像学检查：①B超颇具特征，肿瘤内的脂肪及血管部分呈现分布均匀的密集高回声区，肌肉及出血部分显示低回声区。②X线腹部平片见肾轮廓不清，腰大肌影消失，肾区有钙化。尿路造影可见肿块压迫肾盂、肾盏，使之变形、拉长、缩短等，但无侵袭现象。③CT是诊断肾错构瘤的主要方法，可见密度不均匀的肿块，含脂肪量较多，CT值为-40～-90 Hu。④MRI检查也在肾错构瘤的诊断中发挥着越来越重要的作用。

183. 肾错构瘤的治疗方法有哪些

(1) 随访：肿瘤<4 cm者可以不治疗，但要密切随访。

(2) 介入栓塞治疗：动脉栓塞应首先考虑出血的病例，根据经验，栓塞后肿瘤的体积并无缩小，但出血可被制止。多选用超选择性肾动脉分支栓塞，以保护部分肾功能。

(3) 保留肾单位手术：肿瘤<5 cm者可行剜除术，尤其是肿瘤生长于肾脏边缘时。

(4) 肾切除术:巨大的肾错构瘤可行肾切除;若为双侧病变要更多地考虑到肾功能的保存;少数病例可有局部及淋巴结侵犯,甚至瘤栓侵入大静脉,呈恶性表现,应行根治性肾切除。

(5) 肾移植或血液透析:仅适用于双侧病变导致肾衰竭或肿瘤破裂出血而必须行双侧肾切除的患者。

184. 肾错构瘤的预后如何

单侧肾错构瘤为良性病变,预后良好。对于双侧、多发病变及肾功能不全患者,虽经保守治疗,但仍会影响生活质量。对于侵犯到多器官,如淋巴、脑、心脏,甚至瘤栓侵犯血管的少数病例,预后取决于受侵犯器官的情况。

185. 肾癌的常见转移部位有哪些

肾癌发展到一定程度可以直接侵犯并穿透肾周筋膜向局部扩散,浸润邻近组织器官,包括左肾周围的脾脏、胰腺、降结肠、横结肠、小肠和腹主动脉,右肾周围的肝脏、十二指肠、升结肠和下腔静脉,以及后方的肌肉等。肾癌容易向静脉内扩散,形成癌栓,癌栓可以进入肾静脉、下腔静脉内,甚至进入右心房。肾癌细胞可沿淋巴管转移至肾门及腹膜后淋巴结,少数也可转移至纵隔、盆腔及锁骨上淋巴结。肾癌远处转移最多见于肺,其次为肝、骨、脑、皮肤、甲状腺等,也可转移至对侧肾。

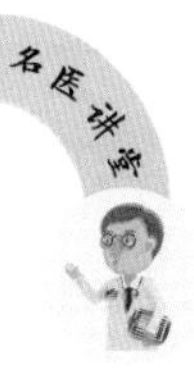

186. CT和MRI，哪一项检查对肾癌的诊断价值更高

CT和MRI对肾癌都有很高的诊断价值，但两者各有特点，经常互为补充。增强CT分辨率很高，能发现5 mm以上的肾脏肿瘤。但对造影剂过敏的患者不能使用增强CT，因而限制了其应用。MRI对于软组织的性质有较好的判断作用，常用于对一些不典型占位、复杂囊性病变性质的判别等。此外对于静脉瘤栓的检出，MRI的敏感性也较高。

187. 肾脏活检的适应证有哪些

(1) 原发性肾脏病：①急性肾炎综合征：肾功能急剧恶化，疑为急进性肾炎，应尽早穿刺；或按急性肾炎治疗2～3个月后病情无好转者。②原发性肾病综合征：先治疗，肾上腺皮质激素足量治疗8～12周无效时；或先穿刺，根据病理类型再行有区别的治疗。③无症状性血尿：变形红细胞血尿临床诊断不清时。④无症状性蛋白尿：蛋白尿持续>1 g/d，诊断不清时。

(2) 继发性或遗传性肾脏病：临床怀疑而无法确诊时；临床已确诊但肾脏病理资料对指导治疗或判断预后有重要意义时。

(3) 急性或慢性肾衰竭：临床及实验室检查无法确定其病因时应及时穿刺(包括慢性肾病患者肾功能急剧恶化时)。

(4) 移植肾：①肾功能明显减退原因不明时，②发生严重排异反应，决定是否切除移植肾时；③怀疑原有肾脏病在移植肾中复发。

(5) 肾脏肿块活检：①肾脏肿块的病理学不明确，且确定肿

块的病因会影响后续治疗。这种情况包括怀疑肾脏小肿块为转移性病变，有淋巴瘤表现，或病变有感染性或炎症性来源而不是原发性肾肿瘤时。②将接受热消融治疗的患者需要活检来获得病理学诊断并协助指导后续监测时。③患者适合手术治疗，且患者或外科医生希望在手术前确认肿瘤是否为恶性，或者是进一步的病理学信息有助于制订治疗决策时。

（6）狼疮性肾炎和肾性高血压可进行肾活检以帮助诊断。

188. 肾脏活检的禁忌证有哪些

肾穿刺是一种创伤性检查，选择穿刺病例时不但需掌握好适应证，还要认真排除禁忌证。

（1）绝对禁忌证：①明显出血倾向。②重度高血压，不能稳定控制在 160/100 mmHg 以下者。③精神病或不配合操作者。④孤立肾。⑤小肾。

（2）相对禁忌证：①活动性肾盂肾炎、肾结核、肾盂积水或积脓、肾脓肿或肾周围脓肿。②肾肿瘤或肾动脉瘤。③多囊肾或肾脏大囊肿。④肾脏位置过高（深吸气时肾下极也达不到十二肋下）或游走肾。⑤慢性肾功能衰竭。⑥过度肥胖。⑦重度腹水。⑧心功能衰竭、严重贫血、低血容量、妊娠或年迈者。以上症状经干预治疗后可择期行肾穿刺活检。

189. 早期肾癌有多项治疗选择吗

早期肾癌可以有以下治疗选择，首选手术治疗，行开放或者微创的保留肾单位的肿瘤切除手术；位置特殊或者有其他不适

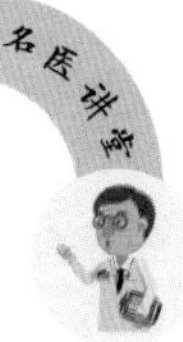

合保肾的指征时可以行肾根治性切除术；身体原因不能耐受麻醉可以选择超声引导下射频消融、冷冻等治疗。特别小的肾癌结合患者自身情况也可以选择主动监测（AS）的方法，其理由是部分肾癌呈惰性发展，可能长期不进展，当监测发现其有明显进展迹象时再进行干预，一般不影响总体预后。

190. 肾癌能完全治愈吗

肾癌相对于胰腺癌、肝癌来讲，总的预后较好。以前由于人们不重视健康体检，肾癌患者往往就诊时已是晚期，由于当时没有免疫治疗和靶向治疗，患者的生存期较短，预后较差。

目前随着老百姓生活水平和健康意识的提高，对体检很重视，现在的肾癌患者大多是早期患者，无论行肾癌根治术还是肾癌部分切除术，5 年治愈率都可达 95％，总的预后佳。对于晚期肾癌患者，由于免疫治疗和靶向治疗的出现，患者的生存时间也大大延长。此外，还有冷冻治疗、射频治疗等先进的治疗手段出现，创伤小，也可有效延长患者的生存时间，故肾癌患者应当有信心，大部分患者可以治愈，即使不能治愈的也可以延长患者的生存时间。

191. 肾癌应如何治疗

需要根据分级、分期和病理类型，结合辅助检查和患者的基础情况，选择合适的治疗方法。治疗方式包括手术切除、放化疗、内分泌靶向药物治疗、姑息性治疗等。治疗原则是对局限性或局部进展性（早期或中期）肾癌患者采用以外科手术为主的治疗方

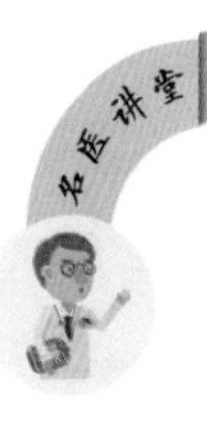

式，对转移性肾癌（晚期）应采用以内科为主的综合治疗方式。

外科手术治疗通常是肾癌首选的治疗方法，也是目前被公认为可治愈肾癌的主要手段。对于无症状的小病灶患者，可选择积极监测。对于不能耐受手术治疗的肾癌患者通过介入治疗的方法进行肾动脉栓塞可起到缓解血尿症状的作用，这是一种姑息性治疗方法。而对于可切除的Ⅰ、Ⅱ或Ⅲ期肾细胞癌（RCC）患者，手术切除应作为首选治疗方法。根治性肾切除术是最广泛使用的方法；即使有证据提示肿瘤侵入肾上腺、肾静脉或肾周脂肪，仍首选根治性肾切除术。肾部分切除术（开腹或腹腔镜）是治疗较小肿瘤的可选方式，对下列患者特别有价值：①双侧或多发肿瘤病灶患者；②术后其他原发肿瘤风险较高的遗传综合征患者；③肾功能受损患者以及孤立肾患者，这会增加患者保有肾功能的可能性。而对年老体弱或有手术禁忌证的小肾癌（肿瘤直径≤4 cm）患者可选用能量消融（射频消融、冷冻消融、高强度聚焦超声）治疗。对于就诊时已经转移且适合接受免疫治疗的患者，只要临床上可行且合理（患者体能状态良好、有减痛75％的可能性、无症状性转移性疾病，应在开始全身性治疗前实施减瘤性肾切除术。对于病灶不可切除（转移性或局部进展性肾癌）的患者，应立即启动全身性治疗。然而，对于疾病负担有限且没有不良预后特征的无症状患者，建议积极密切监测以确定疾病进展情况。目前，早期和中期肾癌患者手术后尚无可推荐的辅助治疗方案用来有效预防复发或转移。晚期肾癌应采用以内科治疗为主的综合治疗。外科手术切除患侧肾脏可以起到明确肾癌的类型和减少肿瘤负荷的作用，可以提高免疫治疗（如干扰素-α）或靶向治疗的有效率。对于中危或高危肾癌患者，免疫治疗后疾病仍进展，建议采用酪氨酸激酶抑制剂治

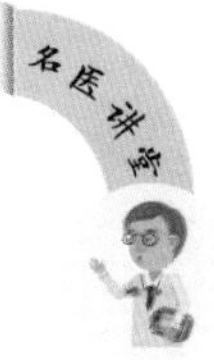

疗(卡博替尼、阿西替尼、舒尼替尼或培唑帕尼),以及 mTOR 抑制剂治疗,可选择尼沃单抗 + 易普力单抗或培布珠单抗 + 阿西替尼联合治疗,而不是单纯使用靶向抗血管生成治疗。

192. 肾癌的靶向治疗药物有哪些

晚期肾癌对化疗和放疗等治疗效果很差,在靶向药物未出现之前,晚期肾癌的预后差,靶向药物应用后晚期肾癌患者总的生存期大大延长,患者的生活质量也得到提高,靶向药物为晚期肾癌患者带来了福音。目前,免疫治疗也提高了晚期肾癌的疗效,联合靶向药物可明显提高患者的生存期。

肾癌的靶向药物主要有两类:①抗血管生成药物,包括酪氨酸激酶抑制剂,如舒尼替尼、培唑帕尼、索拉非尼、仑伐替尼、安罗替尼等;抗体类药物,如贝伐珠单抗;②mTOR 抑制剂类药物,如依维莫司、替西罗莫司等。

193. 肾切除术是大手术吗

根治性肾癌切除术属于大型手术,20 世纪 90 年代前,根治性肾癌切除术以开放手术为主,需要处理肾动脉、肾静脉等大血管,手术存在着一定风险性,比如大出血等,一般要经验丰富的高年资医生才能做手术。目前随着腹腔镜技术的应用,手术的风险性日益减小,术后并发症的发生率也逐渐降低,年轻的医生也可以开展该技术,根治性肾癌切除术也变得越来越简单了。

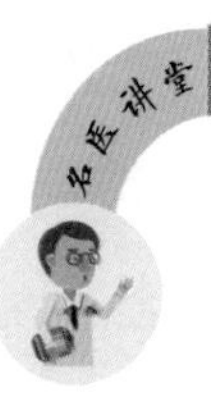

194. 肾癌早期需要手术切除吗

早期肾癌是指临床分期在Ⅰ期或Ⅱ期的肾脏恶性肿瘤，没有局部侵犯和远处转移。这类患者如果手术切除的话，通常会获得比较好的治疗效果。因此发现早期肾癌，最好的选择就是手术切除。根据肿瘤的大小与位置，可采取保留肾单位的肿瘤切除术（即保肾手术）或者根治性肾切除术。手术方式可以选择开放手术、腹腔镜手术或者机器人微创手术，手术效果类似。

195. 如何选择肾癌的手术方式

局限性肿瘤首选保留肾单位的肿瘤切除术，或肾脏部分切除术，即保肾手术，可以根据实际情况选择腹腔镜、机器人或开放手术来进行。较大肿瘤，以及生长于肾门、肾窦部位的肿瘤无法保肾的，选择肾脏切除术。肾癌伴有肾静脉、腔静脉瘤栓的，或者已有局部淋巴结转移的，行根治性切除加瘤栓取出或淋巴结清扫术。

196. 什么是肾癌减瘤术

肾癌减瘤手术是指对于伴有远处转移的肾癌患者，行原发病灶的切除。一般认为，切除原发病灶可以减轻肿瘤负荷，延缓疾病进展，延长患者生存期。但随着肾癌靶向治疗、免疫治疗等的发展，有研究认为减瘤手术后应用全身治疗，相比不手术直接全身治疗，其获益有限。因此，现在一般认为减瘤手术要根据患

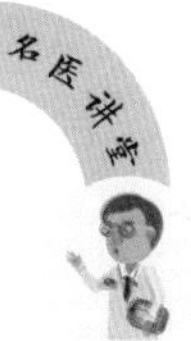

者的具体情况，经多方面考虑再进行。

197. 肾盂癌能行局部切除吗

肾盂癌标准的手术方式是患侧的肾、输尿管再加上输尿管开口处膀胱壁袖套状切除。但是对于一些肿瘤体积小，级别低，非浸润性生长的肾盂癌，患者有强烈的保肾要求，局部切除也可以获得很好的效果，但要密切随访检查。一般采用输尿管软镜或者经皮肾镜下的激光切除术。孤立肾患者的早期肾盂癌应尽量采用局部切除的方法治疗。

198. 肾癌的微创手术方法有哪些

肾癌的微创手术主要包括腹腔镜手术。目前，达芬奇机器人手术是标准的微创治疗，可以达到和开放手术一样的手术治疗效果。其他的微创治疗方式还有射频消融、冷冻消融治疗、高能聚焦超声等，主要针对不适合或不愿意行腹腔镜手术的患者，比如高龄、身体差、双侧都有肿瘤的患者。

199. 什么是腹腔镜肾癌切除术

腹腔镜肾癌切除术已成为肾癌的标准术式，其临床疗效与开放手术相似，且具有创伤小、恢复快、痛苦小和美观等诸多优点。腹腔镜肾癌切除术包括经腹腔和经后腹腔两种途径，国外主要采用经腹腔途径；在中国，经后腹腔和经腹腔两种途径都得到广泛应用。由于肾脏是腹膜外器官，后腹腔途径对腹腔内脏

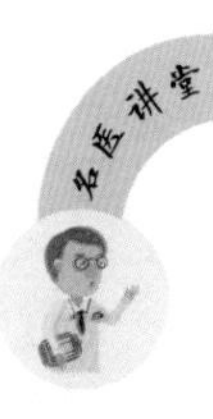

器的扰动小,不受过去腹部手术病史的影响,但后腹腔镜为人工建立的空间,空间较腹腔小,解剖标志少,操作相对困难。随着医学技术和生产工艺的飞速发展,腹腔镜手术系统逐渐从普通腹腔镜系统发展到高清腹腔镜系统、3D腹腔镜系统和智能腹腔镜系统(如达芬奇机器人手术系统)。无论哪种腹腔镜系统,均需要在患者腰背部建立1个(单孔腹腔镜)和3个(常规腹腔镜)0.5~1 cm的小切口并留置Trocar,因此也有人称之为"钥匙孔"手术。腹腔镜肾癌切除术分为腹腔镜肾癌根治术和腹腔镜肾部分切除术,腹腔镜肾癌根治术需要将肾脏肿瘤、肾周脂肪囊、局部淋巴结和输尿管中上三分之一完整切除,而腹腔镜肾部分切除术仅需要沿肿瘤包膜外或邻近正常肾组织将肿瘤完整切除,然后缝合并对合正常肾组织即可。

200. 腹腔镜肾癌切除术后效果如何

肾癌切除术是目前唯一得到公认可能治愈肾癌的方法。开放肾癌切除术曾经是肾癌的标准治疗术式,但随着腹腔镜技术的成熟和不断显示的优点,腹腔镜肾癌切除术越来越多地应用于肾癌的治疗。开放手术切口大、创伤大、操作方便,由于不需要使用腹腔镜设备和器械,总费用稍低。大规模多中心长期随访研究发现,与开放手术相比,无论是腹腔镜肾部分切除术还是腹腔镜肾癌根治术的治疗效果无明显区别。腹腔镜手术在术中出血、住院时间、镇痛需求等方面均优于开放性手术。开放性手术在缩短热缺血时间及减轻术后肾功能损害方面有优势,但长期随访中两者在肾功能损害、肿瘤无进展生存率及总生存率方便并无差别。因此,对于肿瘤特别巨

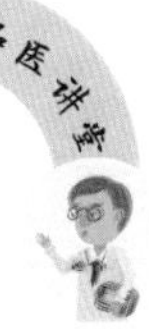

大、肿瘤位于肾门等特殊部位的复杂肿瘤，采用腹腔镜肾部分切除术时会增加肿瘤暴露、切除和缝合时间，导致热缺血时间延长而影响肾功能的恢复，此时开放性手术更能体现其优势。

201. 腹腔镜肾癌切除术的适应证有哪些

腹腔镜肾癌切除术分为腹腔镜肾癌根治术和腹腔镜肾部分切除术，根据《中国泌尿外科和男科疾病诊断治疗指南(2019版)》，其适应证分别如下：

腹腔镜肾癌根治术的适应证：不适合行肾部分切除术的T1a肾癌患者，以及临床分期为T1b期、T2期的肾癌患者。

腹腔镜肾部分切除术的适应证与开放性肾部分切除术一样。

(1) 绝对适应证：发生于解剖性或功能性孤立肾的肾癌、对侧肾功能不全或无功能者、家族性肾癌和双侧同时性肾癌患者。

(2) 相对适应证：肾癌患者对侧肾存在某些良性疾病，如肾结石、慢性肾盂肾炎等，或合并其他可能导致肾功能恶化的疾病，如高血压、糖尿病、肾功能不全等。

(3) 可选择适应证：对侧肾脏是健康的情况，如果肿瘤的直径不超过4 cm，可选择进行肾部分切除术，以最大限度地保留肾脏的功能。另外，最新研究发现，肿瘤直径大于4 cm，小于7 cm的患者，也可以进行肾脏部分切除术，它的治疗效果和根治性肾切除术是相似的。

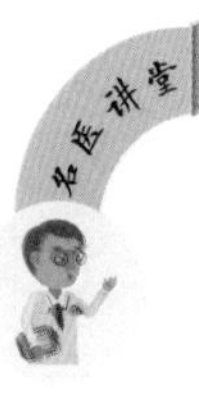

202. 腹腔镜肾癌切除术的优势有哪些

与开放手术相比，腹腔镜手术并不增加肾癌术后的复发率，也不降低患者的生存时间，同时腹腔镜手术还有诸多优点：

（1）损伤小，美观：只需要3～4个1cm的小切口，伤口瘢痕小；不需要切除第十二根肋骨和肋间肌肉，对腰背部皮神经和肌肉损伤小，术后两侧肌肉皮肤对称，术后产生伤口疼痛、肌肉萎缩等不适症状概率低。

（2）出血少：由于腹腔镜对深部空间的良好显示和成像系统的放大作用，手术操作更精细，不需要更大范围的切开暴露，对血管、神经和邻近组织损伤更少，术中、术后出血更少。

（3）恢复快：由于术中创伤更小、出血更少，术后患者并发症少、疼痛不适症状轻、术后肠功能恢复快，能更早地进食和下床活动，术后早期下床和进食可进一步加速术后康复，这样就可以缩短住院时间，减少术后消炎止痛药物用量，节省住院费用。

对于没有转移的早期局限性肾癌，腹腔镜肾部分切除术的疗效等同于腹腔镜肾癌根治术。但腹腔镜肾部分切除术可以最大限度地保留正常肾组织，对于解剖型或功能性孤立肾、多发肾肿瘤或存在影响肾功能疾病的患者，可以最大限度降低术后肾功能不全和尿毒症的风险。

203. 腹腔镜肾癌切除术后如何护理

腹腔镜肾癌切除术术后护理和开放性肾癌切除术类似，需

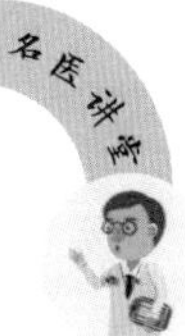

要监测患者血压、心率、血氧饱和度、尿量和切口引流量等，术后需要即刻复查血常规、血凝常规、肝肾功能和电解质，对于手术时间长、年龄大、合并有心肺疾病、术中 CO_2 蓄积的患者，还需要复查动脉血气分析，以及时纠正酸碱失衡。对于高龄、糖尿病和心脑血管疾病患者，术后需要辅助双下肢按摩和穿弹力袜等，预防深静脉血栓可能。

对于腹腔镜肾部分切除术患者，由于肾脏血管丰富且肾组织较脆，肾脏手术创面的血管断端可能没有完全缝合或形成假性动脉瘤或者动静脉瘘，可引起术后大出血。因此，腹腔镜肾部分切除术后更需要密切监测患者血压、心率、尿量、引流量，如果患者出现血压下降、心率增快、尿量减少、引流量增多、伤口渗血等情况，均需要首先排除术后大出血的情况，严重时需要行肾动脉造影和选择性肾动脉栓塞术，少数患者需要再次行手术止血甚至肾脏切除。当肿瘤侵犯临近肾盂肾盏时，术后还存在漏尿可能，长期不愈合者需要再次手术治疗。

204. 肾癌术后会不会复发

肾癌作为一种恶性肿瘤，即便手术完全、彻底地切除了肿瘤病灶，术后仍存在局部复发和远处转移的可能性。肾癌术后复发的概率与患者治疗时间、肿瘤 TNM 分期、肿瘤的病理性质、手术治疗的方式、患者身体状况、术后是否做规律辅助治疗和随访等密切相关。一般而言，治疗时机越早、肿瘤体积越小、肿瘤恶性程度越低、手术切除越彻底，术后的复发率越低。患者的机体免疫异常和术后复发同样息息相关，如遗传性肾癌患者存在某些基因突变，即便手术切除后也极容易发生肿瘤复发。

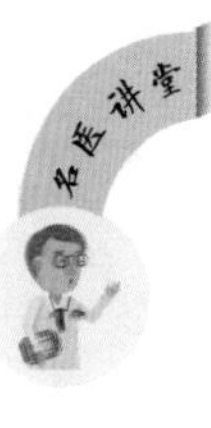

肾癌术后复发最常发生在术后 1～2 年，肺部是肾癌术后最常见的远处转移器官，因此肾癌术后仍需要根据病情和医生嘱托定期随诊复查，以便及时评估疗效和发现病情变化，并针对性地进行治疗。

205. 消融技术治疗肾癌有何优缺点

消融技术包括射频消融、高能聚焦超声、冷冻消融等微创技术。在严格掌握适应证的前提下，对于小肾癌也有很高的治愈率。其主要优点是不需要全身麻醉，对于一些年老体弱，或有心肺并发症不能耐受全身麻醉手术的患者，可以作为治疗的选择。

206. 晚期肾癌的治疗方法有哪些

局部晚期的患者还是要积极争取手术，在手术后采用一定的辅助治疗。如果对于有远处转移的患者，在身体状况允许的情况下，可行原发灶的切除再加靶向药物或者免疫联合治疗。对于广泛转移或者病灶无法切除的晚期患者以保守治疗为主，首选免疫联合治疗，或者靶向药物治疗。有脊柱转移脊髓压迫风险或者骨骼转移骨痛的患者，可以采用局部外照射放疗以缓解症状。化疗由于敏感性较低一般不做选择。

207. 什么是肾癌的冷冻治疗

氩氦刀冷冻消融术是治疗肾癌最常用的消融方法之一。其原理是通过迅速获得低温来破坏肿瘤组织，同时冷冻后组织复

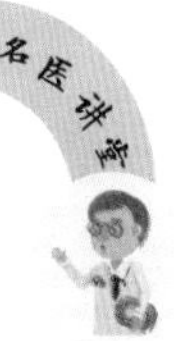

温时，低温形成的冰晶快速融化，水分通过细胞低渗压力大量进入细胞内，使得肿瘤细胞肿胀破裂，形成二次杀伤。冷冻消融的手术入路主要有 3 种，即开放手术途径、腹腔镜辅助途径和 CT 或 B 超引导下经皮途径。

肾癌冷冻治疗的适应证有：对于局限性小肾癌患者，如果患者高龄、存在多种并发症、伴有肾功能不全、双侧肾癌或孤立肾肾癌，推荐行冷冻消融术治疗。

208. 肾癌射频治疗如何进行

射频消融是通过针样电极将高频电流释放于周围组织，引起离子震荡，导致分子摩擦产生热能。随着温度增高，组织干燥脱水，细胞中的蛋白质发生变性，脂肪溶解，细胞膜破坏，引起细胞死亡，从而达到灭活肿瘤组织的目的。射频治疗主要应用于不能手术、不耐受手术或者不愿行手术治疗的肾癌患者。

209. 肾脏肉瘤的预后如何

肾脏肉瘤起源于肾脏间叶组织，可分化成不同成分的肿瘤，如平滑肌肉瘤、横纹肌肉瘤、脂肪肉瘤、恶性纤维组织细胞瘤等。其中以平滑肌肉瘤最为常见，脂肪肉瘤次之。肾脏肉瘤愈合差异显著，不同病理类型、切缘情况、肿瘤细胞分级预后有明显差异。有报道，平滑肌肉瘤和脂肪肉瘤的平均生存期分别为 3.5 年和 10.5 年，而恶性纤维组织细胞瘤生存期仅有 6 个月。

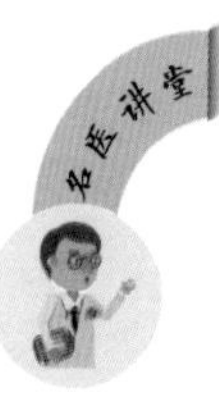

210. 肾癌切除后患者的生存期如何

影响肾癌患者术后生存期的主要因素包括解剖因素、组织学因素、临床因素和分子因素等。肿瘤越小，没有静脉、肾包膜及同侧肾上腺侵犯，没有淋巴结和远处转移的患者，术后生存期越长。肿瘤细胞分化越好，恶性程度越低，术后生存期越长。体能状态越好，血红蛋白越高，术后生存期越长。外科手术是没有转移的早期局限性肾癌首选的治疗方法。目前早期肾癌患者行肾癌根治术或肾部分切除术后，5 年生存率为 71%～91%。对于晚期转移性肾癌，切除肾癌原发病灶的减瘤手术以及转移病灶的姑息性手术可使部分患者的生存期延长。减瘤手术适用于一般状况良好，手术能比较完整且容易切除原发病灶的晚期肾癌患者。肺是肾癌最常见的转移部位，单发肺转移病灶位于一叶肺，手术切除可延长患者的生存期。一项回顾性研究显示，肺转移病灶手术切除的肾癌患者生存期较单纯靶向治疗和免疫治疗明显延长。因此，早期肾癌术后生存期最长，其次为局部进展期肾癌，晚期肾癌生存期最短。

211. 晚期肾癌治疗的最新进展有哪些

晚期肾癌的治疗研究近年来取得了蓬勃的发展。从早期的细胞因子时代、靶向治疗时代，进入了当下的免疫联合治疗时代。继纳武利尤单抗联合伊匹木单抗方案，帕博丽珠单抗联合阿西替尼单抗方案在各自的临床实验中均取得了良好的效果，被写入美国 NCCN 指南和欧洲泌尿外科学会指南之后，帕博丽

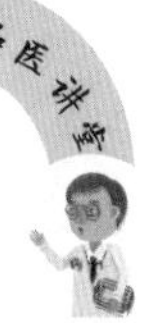

珠单抗联合仑伐替尼方案也获得了阳性的临床实验结果，特别是其接近2年的无疾病进展生存时间，是目前公认的最优异的治疗效果。目前国内外还有多个免疫联合靶向药物的治疗方案正在进行临床试验，相信在不久的将来，晚期肾癌患者会有更多更好的治疗选择方案。

212. 肾癌术后应如何进行随访

肾癌术后随访的主要目的是及时发现肿瘤复发和转移的可能性。一般对于局限性肾癌的患者，术后建议每3～6个月随访1次，连续3年，以后可以每年随访1次。对于转移性肾癌的患者，术后建议每3个月随访1次，连续2年，第3年每6个月随访1次，以后可以每年随访1次。常规的随诊项目主要包括询问病史、体格检查、临床化验包括血常规、肝肾功能，以及术前一些异常的生化指标等；另外还可进行胸部X线检查，如果胸部X线片有异常，可以进一步地行胸部CT检查，同时还可以进行腹部B超检查等。

213. 肾癌的预防措施有哪些

肾癌的主要预防措施有：

(1) 合理膳食：养成良好的饮食习惯，少吃高脂肪、高热量食物，控制体重，避免肥胖及高血压。多吃根类蔬菜如胡萝卜、洋白菜、莴苣、甜菜等，可以明显降低患肾癌的风险。黄瓜也具有一定的抗癌作用。每日摄入果蔬的量越大，患肾癌的概率就越小。有研究显示，香蕉可以有效减少患肾癌的概率，每天吃6

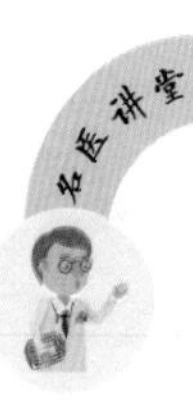

到8根香蕉的人比完全不吃香蕉的人患肾癌的风险要降低一半。多喝茶和咖啡，茶和咖啡中的某些成分能起到抑制癌细胞生长的作用，可以帮助肾脏细胞免受损害，改进肾功能。经常食用富含维生素C、维生素A和一些微量元素的食物，都可以起到抵消、中和、减低致癌物质对肾脏的侵害。

禁食变质食物。所谓病从口入，一些发霉变质的食物切不可食用，日常也要少吃一些腌制的食物，比如咸菜、酸菜、腌肉等。

(2) 改善生活环境：注意要生活在一个良好的环境下，避免污染，避免有毒物质的侵入。对化学性致癌的物质进行一定的了解，避免与一些化学性致癌物质接触，比如说铅化合物等。必须接触时，一定要加强防护措施，以减少罹患肾癌的风险。要注意保持室内通风，减少有毒有害气体在室内的积聚。

(3) 注意戒烟，不酗酒，合理用药：烟中含有致癌的苯胺类物质。酗酒对肾脏的伤害很大。平时要避免放射线侵害，慎用激素，慎用解热剂，如非那西汀等药物。

(4) 保持积极乐观的生活态度，情绪稳定，作息规律，提高生活质量。经常参加体育锻炼，多活动，不久坐，多饮水，不憋尿，增强身体素质，增加机体免疫力。

(5) 定期体检：定期进行全面的身体检查，对于40岁以上，尤其是有吸烟等不良生活方式和家族性肾癌病史的男性，每年体检一次尤为重要。平时经常进行自我检查，也能够帮助我们及时地发现疾病。一旦发现疾病要及时去正规医院治疗。

(6) 早期积极治疗肾脏相关疾病：积极治疗是针对肾脏其他疾病而言的，比如肾囊肿、肾结石等。长期的临床研究也表明，肾脏本身有疾病的人要比正常人患肾癌的概率高。这也是肾癌的预防方法之一。

第五章
膀　胱　癌

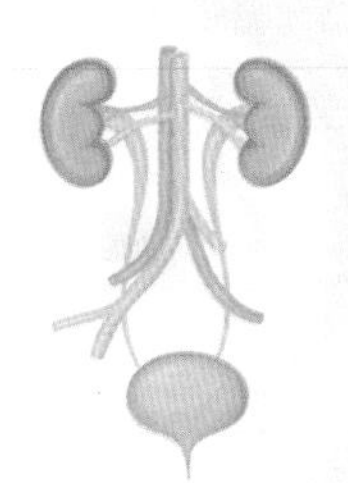

214. 什么是膀胱癌

膀胱癌是指发生在膀胱黏膜上的恶性肿瘤，是泌尿系统最常见的恶性肿瘤之一，也是人体 10 大常见肿瘤之一。据统计，2020 年全世界新发膀胱癌约 57 万例，发病率居世界恶性肿瘤第 10 位、居泌尿及男性生殖系统恶性肿瘤第 2 位，其发病率仅次于前列腺癌。2012 年全国肿瘤登记地区膀胱癌的发病率为 6.61/10 万，居恶性肿瘤发病率的第 9 位。膀胱癌可发生于任何年龄，甚至于儿童。其发病率随年龄增长而增加，高发年龄为 50～70 岁，年轻人发病率较低，男性膀胱癌的发病率为女性的 3～4 倍。

膀胱癌的病理类型可分为膀胱尿路上皮癌、膀胱鳞状细胞癌、膀胱腺癌，其他罕见的还有膀胱透明细胞癌、膀胱小细胞癌、膀胱类癌。其中最常见的是膀胱尿路上皮癌，占膀胱癌患者总数的 90%以上，通常所说的膀胱癌就是指膀胱尿路上皮癌。

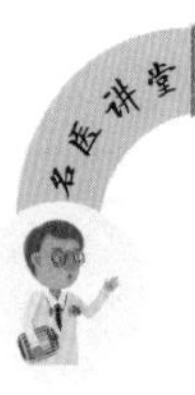

215. 膀胱癌最常见的发病因素有哪些

近年来膀胱癌的发病率越来越高，严重影响人们的健康生活，了解其病因对预防和治疗有很大帮助。膀胱癌的发生常常和生活习惯有关，只有多在生活中养成良好的习惯，才能避免患上膀胱癌。那么引起膀胱癌的常见因素有哪些呢？

与膀胱癌发生、发展有关的因素有很多，其中较为明显的两大危险因素是吸烟和长期接触工业化学产品。研究表明，吸烟与膀胱癌有直接关系。有临床数据显示，吸烟者患膀胱癌的危险性是不吸烟者的4倍。吸烟的时间越久、烟瘾越大，患膀胱癌的概率也越高。香烟烟雾中存在多种可能导致膀胱癌的物质，如芳香胺类和丙烯醛等，这些化合物热解后的产物易导致膀胱癌。而职业上长期接触染料、皮革、橡胶、塑料、油漆等物质的人员发生膀胱癌的危险也显著增加，因为这些物质大多含有联苯胺、β-萘胺、4-氨基双联苯等致癌物质。另外，膀胱慢性感染、埃及血吸虫病膀胱炎、长期大量服用镇痛药等均可能是膀胱癌的致病因素。

216. 膀胱癌应如何分期

所谓分期，通俗地讲就是早期、晚期，是肿瘤形成病变后持续的时间。时间越久就是晚期，癌细胞对组织侵犯的程度越大；而时间越早就是早期，癌细胞对组织侵犯的程度越小。同时，早期肿瘤一般细胞分化程度高，属低级别；而晚期肿瘤一般细胞分化程度低，属高级别。膀胱移行细胞癌分期主要是指肿瘤浸润程度及转移情况，是判断膀胱癌肿瘤的一项重要指标，临床分期与膀胱癌预后的关联性比膀胱癌分级更强，是判断膀胱癌预后的最有价值的参数。国际上普遍采用的是国际抗癌联盟(UICC)2017年第8版的TNM分期法。

适用于：膀胱尿路上皮癌。

T——原发肿瘤

TX　原发肿瘤无法评估；

T0　无原发肿瘤证据；

Ta　非浸润性乳头状尿路上皮癌；

Tis　原位癌(平坦肿瘤)；

T1　肿瘤浸润固有层(上皮下结缔组织)；

T2　肿瘤浸润固有肌层；

T2a　肿瘤浸润浅肌层(内侧1/2肌层)；

T2b　肿瘤浸润深肌层(外侧1/2肌层)；

T3　肿瘤浸润膀胱周围组织；

T3a　显微镜可见；

T3b　肉眼可见(膀胱外肿块)；

T4　肿瘤浸润以下组织：前列腺/子宫或阴道/盆壁或腹壁；

T4a　肿瘤浸润前列腺/子宫/阴道；

T4b　肿瘤浸润盆壁/腹壁；

N——区域淋巴结

NX　区域淋巴结无法评估；

N0　无区域淋巴结转移；

N1　真骨盆单个区域淋巴结转移(膀胱周围、闭孔、髂内/外、骶前淋巴结转移)；

N2　　真骨盆多个区域淋巴结转移(膀胱周围、闭孔、髂内/外、骶前淋巴结转移);

N3　　髂总动脉淋巴结转移;

M——远处转移

M0　　无远处转移;

M1　　有远处转移;

M1a　　超过髂总动脉的淋巴结转移;

M1b　　非淋巴结远处转移;

表5-1　膀胱癌TNM分期

分期	T	N	M
0a	Ta	N0	M0
0is	Tis	N0	M0
Ⅰ	T1	N0	M0
Ⅱ	T2a	N0	M0
Ⅱ	T2b	N0	M0
ⅢA	T3a/T3b/T4a	N0	M0
ⅢA	T1～T4a	N1	M0
ⅢB	T1～T4a	N2,N3	M0
ⅣA	T4b	N0	M0
ⅣA	AnyT	AnyN	M1a
ⅣB	AnyT	AnyN	M1b

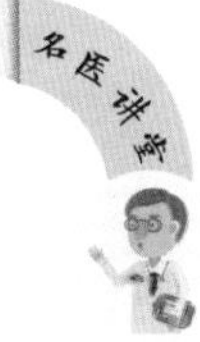

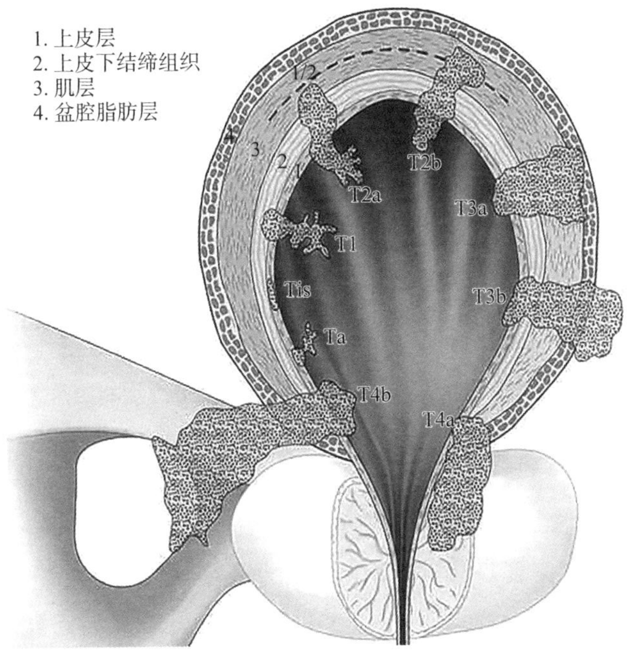

图 5－1 2017 年 UICC 的膀胱癌 TNM 分期法

217. 什么是浸润性膀胱癌？什么是浅表性膀胱癌

浸润性膀胱癌是指肿瘤细胞浸润深度达到膀胱肌层或以上的膀胱癌，根据 2017 年的 TNM 分期包括 T2～T4 期的膀胱肿瘤，占所有初次诊断的膀胱肿瘤的 20％左右，而 15％～20％初诊的非肌层浸润性膀胱癌会进展为浸润性膀胱癌。

浅表性膀胱癌是指局限于膀胱黏膜层（Tis、Ta）及固有层（T1），且肌层未见浸润的膀胱乳头状恶性肿瘤，包括 TaG1 至 T1G3 期的所有膀胱癌以及原位癌，是最常见的膀胱癌类型，约

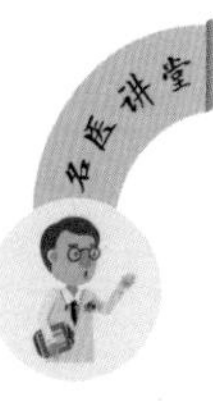

75%的患者初诊时为非肌层浸润性膀胱癌，其中Ta占70%、T1占20%、Tis占10%。Ta和T1分期虽然都属于非肌层浸润性膀胱癌，但两者的生物学特性有显著不同，固有层内血管及淋巴管丰富，因此T1期容易发生扩散。

218. 膀胱癌的早期症状有哪些

膀胱癌最常见的早期症状是血尿，随着出血的严重程度，尿液可以呈现洗肉水样、淡粉红色、粉红色、暗红色、鲜红色，有的甚至伴有血凝块等；膀胱癌引起的血尿往往有以下三个特点，①血尿通常是不伴有疼痛不适；②血尿通常以全程血尿的形式出现，也就是说在一次排尿的过程中，从排尿开始到结束，血尿的深度是相同的；③血尿为间歇性发作，有时出了几天血没做任何治疗就自己好了，然后过了几天血尿再次出现，如此反反复复。除了血尿，少部分膀胱癌的患者亦会出现排尿习惯改变，如出现尿频、尿急、尿痛，盆腔部的疼痛，有的甚至还会引起肾积水、尿潴留、肾功能不全等情况，但出现这些症状，膀胱癌通常已经不是早期，而是发展到比较严重的地步了。

219. 出现血尿应警惕膀胱癌吗

膀胱癌早期的症状多表现为血尿，有90%以上的膀胱癌患者最初的临床表现是血尿，通常表现为无痛性、间歇性、肉眼全程血尿，这是膀胱癌患者比较幸运的一点。临床上，多数膀胱癌患者都会有尿液颜色的变化，一般先是深黄色，随病情发展尿液

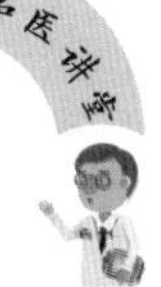

偶有血丝，之后发展为血尿。因此，如果尿液经常是深黄色的，同时伴有尿急、排尿困难、有阻塞感等，最好及时到医院做进一步检查。因为膀胱是一个功能性器官，在收缩排尿的过程中挤压肿瘤会出现血尿，患者在出现血尿时一定要到医院做详细检查，鉴别是否有膀胱癌。

目前，膀胱癌早期治愈率较高，一般通过手术切除肿瘤，配合膀胱灌注化疗，基本可达根治效果，B超则是主要的辅助诊断手段之一。除此之外，还要远离含激素、防腐剂、色素等添加剂的食品，以免刺激膀胱癌变。患有膀胱黏膜白斑病、腺性膀胱炎、结石等病症者，也要尽早治疗。

无法根治的膀胱癌患者出现血尿，首先要评估是否因心、脑血管疾病服用抗凝或抗血小板药物。出血轻微者可在冲洗出膀胱内血块后，给予持续膀胱冲洗以避免血块填塞膀胱。生理盐水冲洗无效的患者，可膀胱房内灌注1%硝酸银或1%～2%的明矾溶液达到较好的止血效果。生理盐水持续冲洗无效的患者，也可行经尿道电凝或激光止血。放疗具有一定的止血作用，同时也有止痛作用。非手术治疗无效的患者可选择盆腔动脉栓塞术，成功率高达90%。上述方法均无法控制出血，对于一般状况较好，能耐受手术和麻醉的患者，可行尿流改道术（根据患者情况决定是否同时行姑息性膀胱切除术）。因围手术期并发症发生率高，对一般状况较差的患者不推荐行膀胱切除和尿流改道手术。

220. 怎样早期发现膀胱癌

对于没有症状的人群来说，每年进行健康体检，包括尿常规

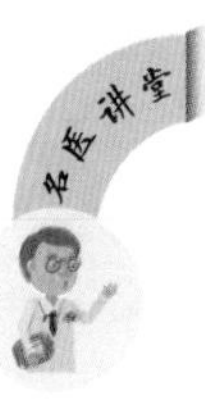

的化验，膀胱的超声检查对于发现早期的膀胱肿瘤非常重要，尤其是对那些长期吸烟的、长期接触化工原料或者有家族恶性肿瘤史的人群更是如此。如果一旦出现了血尿等症状，那除了以上的检查，还可能需要通过尿液细胞学、CT泌尿系造影(CTU)、磁共振等更加复杂的检查手段来了解是否有膀胱癌发生的可能。此外，随着分子生物学技术的发展，现在国内外已经将一些尿液膀胱肿瘤标志物作为检查手段，只要对患者的尿液进行测试，就能帮助判断是否患有膀胱肿瘤，十分方便快捷。当然，所有的这些检查都有一定的局限性，并不是万能的。一些早期的膀胱癌用以上的办法都没有办法确诊，那么最终只能祭出泌尿外科的撒手锏——膀胱镜，它可使肿瘤的大小、位置、形态、数量在高清的镜头前无处遁形。同时可以取得病理标本，成为医生诊断膀胱肿瘤的“金标准”。

221. 女性患膀胱癌有何特点

除无痛性肉眼血尿外，女性患膀胱癌还常见尿频、尿急、排尿困难等。膀胱癌的流行病学调查显示，男女性患膀胱癌的比例约为7∶3，很明显女性膀胱癌的发病率较低，这可能由于以下一些因素引起：首先，女性相对压力较小；其次，男性不良嗜好如吸烟、饮酒的比例明显高于女性；再次，男性接触致癌物质的机会大大多于女性；最后，男性前列腺组织的存在可能会引起一系列排尿症状，反复刺激膀胱而导致膀胱肿瘤的发生。

但女性患者也有其相对独立的导致膀胱癌的病因和特征。

反复尿路感染：从解剖上看，女性的尿道较短，因此相对于

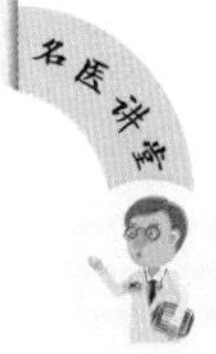

男性来说更容易发生尿路感染,如膀胱炎或肾盂肾炎等,而且尿路感染一旦发生就很容易反复发作,在长期菌尿的刺激下,膀胱黏膜防御细菌的能力会大打折扣,长期慢性的炎症刺激就会导致肿瘤的发生。

女性经期和更年期的体质:一般来说女性在经期前后或更年期前后整个的身体功能处于一个相对的低潮期,这就有可能导致某些致病菌或致癌物质的侵入,但此时女性的免疫系统在这些特殊时期就会显得无能为力,因此膀胱肿瘤的发生率相对较高。

女性膀胱癌的预后往往是比较差的,也就是说同样的分期、分级的膀胱癌,女性患者更容易复发,更容易转移,预后相对来说比较差。

因此这也提醒广大女性同胞,当出现排尿异常时,尤其是出现无痛、间歇性肉眼血尿时,一定要及时到医院就诊。

222. 膀胱癌的鉴别诊断有哪些

膀胱癌的主要表现为血尿,引起血尿的原因非常多,除泌尿系统与邻近脏器外,全身多种疾病及药物均可引起血尿,常见疾病的鉴别如下:

(1) 肾、输尿管肿瘤:血尿特点也为全程无痛性肉眼血尿,与膀胱癌类似,可单独发生或与膀胱癌同时发生,上尿路肿瘤引起的血尿可出现条形或蚯蚓状血块,明确诊断需要 B 超、CT、CT 泌尿系造影等检查。

(2) 泌尿系结核:除了血尿外,主要症状为慢性膀胱刺激症状,若伴有低热、盗汗、消瘦、乏力等全身症状,通过尿液找抗酸

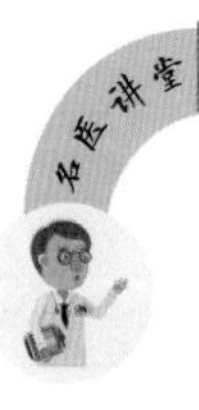

杆菌、IVP、膀胱镜检查等可与膀胱癌鉴别。

(3) 前列腺增生:主要症状为进行性排尿困难及尿频,有时出现肉眼血尿,在老年人,膀胱癌可以和前列腺增生同时存在,需要行尿脱落细胞学、B超、CT、膀胱镜检查等鉴别。

(4) 尿石症:血尿多为镜下血尿,上尿路结石可出现肾、输尿管绞痛,膀胱结石可出现排尿中断现象,通过KUB平片、B超、膀胱镜检查等进行鉴别。由于膀胱结石对局部黏膜的刺激,可导致肿瘤发生。因此,长期膀胱结石出现血尿时,应想到膀胱癌的可能,必要时行膀胱镜检查及活检。

(5) 腺性膀胱炎:有明显的膀胱刺激症状,需要膀胱镜检及活检,单纯膀胱镜检有时可能误诊。

(6) 前列腺癌:血尿癌肿浸润膀胱时出现,经直肠指诊、B超、CT、活组织检查等可以明确。

(7) 其他:如放射性膀胱炎(多有盆腔放疗史,膀胱镜下有放射状毛细血管扩张、膀胱黏膜溃疡及肉芽肿,需行活检确诊),子宫颈癌(侵入膀胱后可出现血尿,但一般先有阴道出血,阴道检查可鉴别)等。

223. 什么是膀胱小细胞癌

小细胞癌分化程度较低,细胞增生活跃,恶性程度高,疾病进展快,预后普遍较差,可发生于全身的组织器官内,特别是富含嗜铬细胞的上皮内,最常见的是发生于呼吸道的小细胞肺癌。原发于膀胱的小细胞癌较为罕见,好发于老年男性,目前认为吸烟是一个明确的危险因素,在膀胱癌中约2/3的患者有吸烟史。

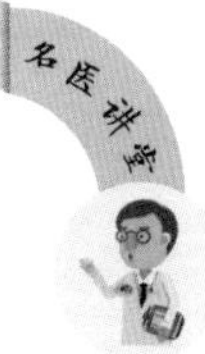

临床表现无明显特征，与其他膀胱肿瘤类似，常以血尿为初始症状，最后通过病理检查可以确诊。膀胱小细胞癌分化程度低，恶性程度高，具有很强的侵袭性，早期可浸润膀胱肌层或者出现远处转移。有报道膀胱小细胞癌患者平均生存时间为19个月，5年生存率仅为15%左右。目前尚无统一的受广泛认可的治疗方案，无论疾病处于哪个分期，以铂类为基础的综合化疗被认为是必须的，早期的肿瘤切除手术对于延缓疾病进展有一定作用。无法局部切除的肿瘤可行放疗加化疗的方案，若出现远处转移，仅能采取姑息性化疗方案。

因此，膀胱小细胞癌的早发现、早诊断、早治疗非常重要，发现血尿及时就诊，根据尿脱落细胞学检查、超声、CT和膀胱镜和组织病理学检查可确诊，手术治疗为首选，尤其是尽早行根治性膀胱切除术以彻底切除病灶。若肿瘤晚期或者不能耐受手术，可行放疗联合化疗以延长生命。

224. 膀胱小细胞癌的晚期症状有哪些

膀胱小细胞癌恶性程度高，分化差，生长迅速，大部分患者就诊时已属中晚期。肿瘤多浸润至膀胱肌层或肌层以外，局部症状除了血尿外，侵犯膀胱颈部、前列腺尿道可导致排尿困难；膀胱内广泛种植可出现尿频、尿急等膀胱刺激症状；肿瘤侵犯输尿管开口可导致上尿路积水，腰背腹酸胀、不适与疼痛。淋巴转移主要部位是髂血管旁淋巴结、主动脉旁淋巴结；远处转移至肝脏可导致黄疸、肝功能损害；转移至肺部可导致胸腔积液、肺不张、呼吸困难；转移至脑可出现头痛、恶心、呕吐等颅内压增高症状；转移至腹腔可导致腹水、低蛋白血症、发热；转移至骨骼可有

局部疼痛、病理性骨折、活动受限。肿瘤也可有内分泌功能，出现副瘤综合征，包括高钙血症、库欣综合征、神经病变等。

225. 尿液检查对膀胱癌有何诊断价值

尿液常规检查是一项方便且无痛的常规检查，若化验结果中红细胞计数异常，需寻找血尿发生的原因。一般认为离心尿沉渣中红细胞计数>3/HP 为异常。但尿常规检查仅为普通筛查实验，不能作为膀胱癌确诊的主要依据。尿脱落细胞学检查是留取患者 24 小时尿，离心沉淀后找异形细胞，虽然敏感度低，但特异度高，一旦发现异形细胞即可确定存在尿路上皮肿瘤。

尿液中一些肿瘤标志物与膀胱癌诊断、治疗和预后密切相关，如尿液中的膀胱肿瘤抗原、核基质蛋白、端粒酶、透明质酸和透明质酸酶等。目前，荧光原位杂交技术的应用，对膀胱癌的诊断和预测复发有一定的参考价值。传统的肿瘤标志物检查如癌胚抗原（CEA）、糖链抗原 125（CA－125）的升高也可作为膀胱肿瘤的参考指标。

226. 膀胱癌应做哪些尿液检查

尿液检查包括尿脱落细胞学检查和尿肿瘤标志物的检测。

（1）尿脱落细胞学检查：针对尿液或膀胱冲洗标本的尿细胞学检查是膀胱癌诊断和术后随诊的主要方法之一。尿液中检测出癌细胞是肾盂癌、输尿管癌和膀胱癌的定性诊断之一。尿脱落细胞学检查的敏感度为 13%～75%，特异度为 85%～

100%。尿脱落细胞学检查的敏感度与肿瘤分级呈正相关，高级别肿瘤（包括原位癌）有较高的敏感度，G3 和高级别尿路上皮癌及原位癌者阳性率可高达 84%；在 G1 和低级别肿瘤中的敏感度为 16%。虽然尿细胞学结果评估会受到脱落细胞少、尿路感染、结石或膀胱灌注治疗等因素影响，但总体特异度超过 90%。尿中发现可疑癌细胞患者，需多次检查核实，避免假阳性结果。尿细胞学检查必须与膀胱镜检查及影像学检查同时进行，以降低漏诊率。

由于在尿液中长时间浸泡会造成脱落细胞退变，建议留取晨起第二次小便的尿液并尽快送检。流式细胞分析技术可应用于尿细胞学检查，但临床上不能替代常规尿细胞学检查。

（2）尿液膀胱肿瘤标志物检查：由于尿液细胞学的敏感度低，目前研究出多种尿液膀胱肿瘤标志物检查技术，美国食品和药品监督管理局（FDA）批准的膀胱癌尿液标志物检测方法包括核基质蛋白 22（NMP22）、膀胱肿瘤抗原（BTA）、免疫-细胞检查（immunoCyt）、纤维蛋白原降解产物（FB/FDP）和荧光原位杂交（FISH）等。其他包括端粒酶、存活素、微卫星分析、细胞角蛋白检查等，在检测膀胱癌的临床研究中也显示了较高的敏感度，但是特异度均低于尿细胞学检查。

因尿液肿瘤标志物检测的敏感度高但特异度相对较低，尚未在临床上广泛应用。迄今为止，对膀胱癌患者，没有任何一种尿肿瘤标志物能够取代膀胱镜检查和尿细胞学检查。

227. 膀胱癌应做哪些影像学检查

影像学检查包括超声检查、CT 及 CT 泌尿系造影（CTU）、

MRI及磁共振泌尿系水成像(MRU)、静脉尿路造影(IVU)、胸部X线摄片/胸部CT等。主要目的是了解膀胱病变程度、胸腹盆腔脏器、腹膜后和盆腔淋巴结及上尿路情况，以利于判断及对膀胱癌进行临床分期。

228. 膀胱癌如何做超声检查

超声检查是诊断膀胱癌最常用、最基本的检查项目，包括腹、盆腔超声检查，同时检查肾脏、输尿管、前列腺、盆腔和腹膜后淋巴结及其他脏器(如肝脏等)情况。

超声检查可通过经腹、经直肠/阴道、经尿道三种途径进行。经腹超声检查诊断膀胱癌的敏感度为63%～98%，特异度为99%。可以同时检查肾脏、输尿管和腹部其他脏器。

经直肠/阴道超声检查只需膀胱内有适当的尿量即可进行，能清楚显示膀胱三角区、膀胱颈和前列腺，能近距离观察肿瘤基底部，对判断肿瘤浸润深度优于经腹部超声检查，适用于膀胱不能充盈的患者。

经尿道超声检查需在尿道表面麻醉下进行，虽然其影像清晰，判断肿瘤分期准确度比较高，但属于有创伤性检查，未被广泛应用。

彩色多普勒超声检查可显示肿瘤基底部血流信号，但肿瘤血流征象对肿瘤分期、分级判断价值有限。

对比增强超声(CEUS)及三维超声联合CEUS对改善膀胱肿瘤的发现率和预测其浸润程度具有一定意义。

超声图表现：膀胱肿瘤在超声上表现为突向膀胱腔内的低回声、斑片状或水草样病变，不随体位移动；或膀胱壁表面不规

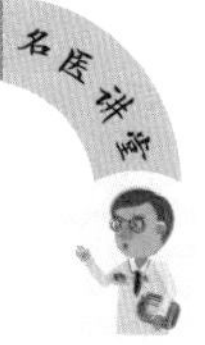

整，膀胱壁层次结构中断消失；或强回声或混合回声结节或肿块，呈乳头状或菜花状，有蒂或无蒂；肿瘤可单发或多发。彩色多普勒检查能显示肿瘤内或边缘的血流信号。

229. 膀胱癌如何做 CT 检查

CT 检查表现为膀胱壁局部增厚或向腔内突出的肿块。肿块形态多种多样，常表现为乳头状、菜花状和不规则形。外缘一般较光滑，肿瘤向壁外侵犯时可显示为膀胱壁外缘毛糙。较大肿块内缘常见沙粒状钙化影，大而表浅的肿瘤可出现膀胱轮廓变形。平扫肿块 CT 值为 30～40 Hu，增强后呈不均匀明显强化。肿瘤向壁外生长时，表现为膀胱轮廓不清楚，膀胱周围脂肪层消失，并可累及邻近的组织器官，可显示盆腔或腹膜后肿大的淋巴结。

CT 泌尿系成像：膀胱多发性肿瘤、高危肿瘤及膀胱三角区肿瘤患者建议行 CT/CTU 检查，CTU 能提供更多的泌尿系统信息(包括上尿路、周围淋巴结和邻近器官的状态)，可替代传统的 IVU 检查。

230. 膀胱癌如何做 MRI 检查

MRI 检查具有良好的软组织分辨率，能够诊断并进行肿瘤分期。膀胱癌 T1WI 表现为尿液呈极低信号，膀胱壁为低至中度信号，而膀胱周围脂肪为高信号。T2WI 表现尿液呈高信号，正常逼尿肌呈低信号，而大多数膀胱肿瘤为中等信号。低信号的逼尿肌出现中断现象提示肌层浸润。

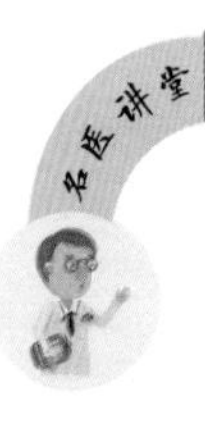

动态增强MRI能显示是否有肌层浸润，准确度高于CT或非增强MRI；对<T3a的肿瘤准确率优于CT检查，对淋巴结的显示与CT相仿。MRI对膀胱癌的分期评估准确率为72%～96%，32%出现分期过高，但在鉴别肿瘤是否浸润肌层以及是否局限于膀胱的准确率为85%和82%。在评估是否有骨转移方面MRI敏感度高于CT，甚至优于核素骨扫描。

磁共振泌尿系水成像检查：在不使用对比剂的情况下，MRU能显示整个泌尿道，显示上尿路梗阻部位及原因、是否有上尿路肿瘤等。MRU特别适用于对比剂过敏或肾功能不全患者、IVU检查肾脏不显影及伴有肾盂输尿管积水患者。

静脉尿路造影检查：主要目的是显示是否伴有上尿路肿瘤。由于IVU检查诊断上尿路肿瘤的阳性率低，漏诊风险比较高，特别是对小的上尿路肿瘤或尿路积水不显影时更容易出现漏诊。CTU、MRU检查可获得更清晰的图像，现已经逐步替代IVU检查。

231. 如何做膀胱镜检查及活检

膀胱镜检查和活检是诊断膀胱癌最可靠的方法，也是术后监测复发与否的主要手段之一。原位癌主要依靠膀胱镜检查，常规影像学方法很难诊断(CTU、IVU或超声等)。膀胱镜检查包括普通硬性膀胱镜及软性膀胱镜检查，鼓励常规行无痛膀胱镜检查。若有条件，建议使用软性膀胱镜检查，与硬性膀胱镜相比，该方法具有损伤小、视野无盲区、相对舒适等优点。

膀胱镜检查可以明确膀胱肿瘤的数目、大小、形态(乳头状的或广基的)、部位、生长方式及周围膀胱黏膜的异常情况，同时

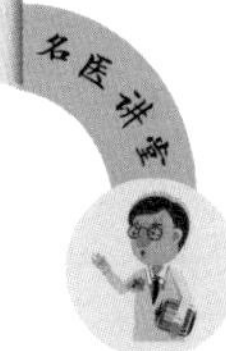

可以对肿瘤和可疑病变进行活检以明确病理类型及分化程度。

当尿脱落细胞学检查阳性或膀胱黏膜表现异常时，建议行选择性活检，以明确诊断和了解肿瘤范围。尿细胞学阳性而膀胱黏膜正常、怀疑有原位癌存在时，应考虑行随机活检。原位癌、多发性癌或肿瘤位于膀胱三角区或颈部时，伴发尿道前列腺部癌的危险性增加，建议行前列腺部尿道活检以明确病理类型。

由于发现原位癌的可能性很低（低于 2%），目前不推荐对非肌层浸润性膀胱癌的正常膀胱黏膜进行常规的随机活检或选择性活检。

膀胱镜检查有可能引起泌尿与男性生殖系统感染、尿道及膀胱出血、尿道损伤和尿道狭窄等并发症。

232. 荧光膀胱镜与窄谱膀胱镜有哪些区别

荧光膀胱镜是以光动力学为基础的诊疗仪器，是利用光敏物质（光敏剂）让肿瘤组织选择性吸收并滞留其中，从而与肿瘤周围的正常器官组织形成浓度梯度，在特定波长的激光照射下，光敏剂发生一系列光化学反应和光生物学反应，发射出特定波长的荧光，通过检测荧光把正常组织和肿瘤组织区别出来。目前最常用的光敏剂是 5－氨基乙酰丙酸（5－ALA）。

光线穿透组织的深度与其波长呈正相关。窄谱膀胱镜（narrow band imaging, NBI）是在普通内镜光源处应用特殊的光学滤镜将光源的波长限制在 415～540 nm，从而增强蓝光和绿光的强度，减弱红光的强度，这种窄谱带蓝绿光能被血红蛋白强烈吸收，故 NBI 能在不进行染色的情况下增强黏膜下层表浅血管和毛细血管的可视性。窄谱膀胱镜可对非肌层浸润性膀胱

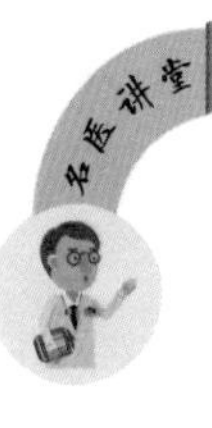

癌提供更好的评估，特别是乳头状或扁平状膀胱癌的边缘，确保肿瘤切除完整。

233. 低级别尿路上皮癌可以治愈吗

影响膀胱肿瘤复发和进展的危险因素有肿瘤的数量、大小、分期、分级、复发的频率以及是否存在原位癌。低级别的尿路上皮癌往往是非肌层浸润性膀胱癌，既往称为表浅性膀胱癌。若肿瘤为原发、单发、仅为黏膜浸润、直径<3 cm、没有原位癌，在危险度分组中属于低危。若出现多发和(或)直径>3 cm 的低级别尿路上皮癌，则属于高危。经尿道膀胱肿瘤切除术是非肌层浸润性膀胱癌重要的诊断和治疗手段，对于低危的患者，术后即刻行膀胱内灌注化疗，肿瘤复发概率很低，基本可达到治愈效果。对于中危的患者，在术后即刻膀胱灌注化疗后，还应当接受后续灌注治疗，以降低肿瘤复发率。

表 5-2 非肌层浸润性膀胱癌(NMIBC)的危险度分组

低危 NMIBC	原发、单发、TaG1(低恶性潜能乳头状尿路上皮肿瘤，低级别尿路上皮癌)、直径<3 cm，没有 CIS(注：必须同时具备以上条件才是低危非肌层浸润性膀胱癌)
中危 NMIBC	所有不包含在低危和高危分类中的 NMIBC
高危 NMIBC	符合以下任何一项： ① T1 期肿瘤 ② G3(或高级别尿路上皮癌) ③ CIS ④ 同时满足：多发、复发和直径>3 cm 的 TaG1G2(或低级别尿路上皮癌)

（续表）

极高危 NMIBC	当符合以下任何一项时，认为是极高危 NMIBC 亚组 ① T1G3（高级别尿路上皮癌）并发膀胱 CIS ② 多发，大的，复发的 T1G3（高级别尿路上皮癌） ③ T1G3（高级别尿路上皮癌）并发：前列腺部尿道 CIS ④ 尿路上皮癌伴不良组织学变异亚型 ⑤ BCG 治疗失败的 NMIBC

234. 膀胱癌如何治疗

膀胱癌分非肌层浸润性和肌层浸润性膀胱癌。

非肌层浸润性膀胱癌既往称为浅表性膀胱癌，占初发膀胱癌的 70%，其主要诊断和治疗手段是经尿道膀胱肿瘤切除术（TURBT）加膀胱内灌注化疗。憩室内膀胱癌可行膀胱部分切除术降低颠茄造成的膀胱穿孔风险，术后行膀胱灌注化疗。T1 期高级别肿瘤，可行膀胱部分切除术，同时行淋巴结清扫术及术后膀胱免疫灌注或全身辅助化疗。对部分高危或极高危亚组患者，推荐行根治性膀胱切除术。低危非肌层浸润性膀胱癌术后即刻灌注化疗后复发概率很低，不推荐维持膀胱灌注化疗。中危、高危非肌层浸润性膀胱癌则需要后续行膀胱灌注化疗或免疫治疗。

肌层浸润性膀胱癌是一种致命的恶性肿瘤，对于可切除的肌层浸润性膀胱癌，新辅助化疗后根治性膀胱切除术是目前治疗的金标准。对于局部进展无法手术根治的肌层浸润性膀胱癌，可全身治疗为主联合局部治疗，以使患者在最大限度上获益。对于转移性膀胱癌，全身系统性治疗联合支持治疗有助于

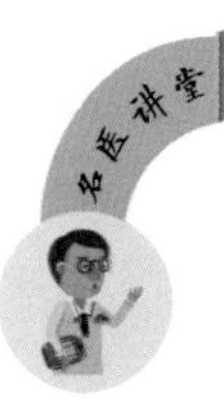

延长患者的生存期，改善生活质量。

235. 术后灌注治疗应该如何进行

膀胱灌注是膀胱肿瘤化疗的一种最简单的方式。常用灌注化疗药物包括吡柔比星（常用剂量为每次 30～50 mg）、表柔比星（常用剂量为每次 50～80 mg）、多柔比星（常用剂量为每次 30～50 mg）、羟喜树碱（常用剂量为每次 10～20 mg）、丝裂霉素（常用剂量为每次 20～60 mg）、吉西他滨（常用剂量为每次 100 g）。膀胱灌注化疗的效果与尿液 pH 值、化疗药物作用时间、化疗药物剂量和化疗药物浓度相关，其中化疗药物浓度比化疗药物作用时间更为重要。膀胱灌注前应避免大量饮水，灌注时根据药物说明选择合适的溶剂。用 50～60 ml 的溶剂将药物稀释后备用。然后对会阴部及尿道口进行消毒，消毒后铺无菌孔巾，将导尿管插入膀胱内，将多余的尿液放出后，将事先准备好的化疗药物通过导尿管注射进入膀胱内，并保留 0.5～2 h（保留时间请参照具体药物说明书）。灌注期间需要变换体位，要采取前后左右卧位交替的方式，保证药物与膀胱的每个部位黏膜都能充分地接触，杀死残留的肿瘤细胞。膀胱灌注化疗的不良反应主要是化学性膀胱炎，主要表现为膀胱刺激症状和血尿，症状严重程度与灌注剂量和频率相关，若在灌注期间出现灌注药物引起的严重膀胱刺激症状，应延迟或停止灌注以避免继发性膀胱挛缩，多数不良反应在停止灌注后可自行改善。要求患者定期、按疗程灌注，定期复查膀胱镜。同时预防感染、预防化学性膀胱炎。

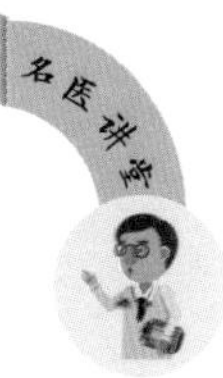

236. 膀胱癌术前灌注为什么不能喝水

膀胱癌术前灌注大量饮水会使患者膀胱充盈尿液，降低化疗药物浓度。不仅如此，药物一般需在膀胱中保持0.5～2 h，饮水会使患者产生尿意而无法保持药物在膀胱中的停留时间，药物的疗效将大打折扣。因此为了更好地发挥灌注进膀胱内的化疗药物的作用，达到更为理想的治疗效果，请谨记：膀胱肿瘤术后进行膀胱灌注前，4 h内最好少喝水，甚至不喝水。

237. 膀胱癌免疫治疗方法有哪些

不同于传统化疗手段，免疫治疗通过增强或正常化人体自身免疫系统以抑制和杀伤肿瘤细胞。使用免疫检查点抑制剂的免疫调节治疗，尤其是直接针对程序性细胞死亡分子-1(PD-1)、程序性细胞死亡分子配体-1(PD-L1)、细胞毒T淋巴细胞相关抗原-4(CTLA-4)的抗体在局部进展和转移性膀胱癌的患者中表现出抗肿瘤活性的同时也具有良好的安全性和持久反应性。免疫疗法作为晚期及转移性尿路上皮癌的二线治疗方案，能够为一线治疗失败的患者提供更好的生存获益，但并非所有的膀胱癌患者都能从免疫治疗中获益。研究显示，若对患者不加选择地使用PD-1/PD-L1抑制剂单药进行治疗，其整体有效率只有20%～25%。甚至部分患者使用后可加速肿瘤进展。因此，目前尚需提高敏感患者的检出率，增加患者的反应率，使免疫治疗成为膀胱癌患者重要的治疗方式。

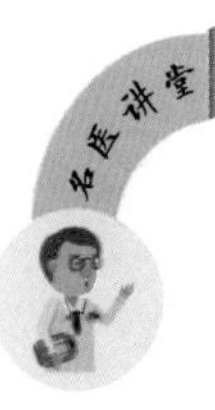

238. 膀胱癌一定要切除膀胱吗

对于非肌层浸润性膀胱癌，仅对部分高危亚组或极高危亚组患者推荐根治性膀胱切除术。其余非肌层浸润性膀胱癌可保留膀胱，仅行经尿道膀胱肿瘤切除术加膀胱灌注化疗。对于肌层浸润性膀胱癌，可切除肿瘤，行辅助化疗后根治性膀胱切除术仍是治疗的金标准。对于局部进展难以手术根治的肿瘤，可行全身系统性治疗加局部治疗。转移性膀胱癌推荐全身系统性治疗加支持治疗。

239. 什么是诊断性电切

膀胱镜 + 活检仍是诊断膀胱癌的金标准，影像学发现膀胱肿瘤时往往需行膀胱镜 + 活检术，膀胱镜检查一般是在局部麻醉下进行的，患者会比较痛苦。如果活检结果是膀胱癌，还需要住院行电切治疗。诊断性电切通常是指影像学检查发现膀胱肿物时，直接住院行电切治疗，标本送病理科进行病理学检查。这样操作，患者可减少一次痛苦的膀胱镜检查，又切除了病灶。另外通过膀胱镜检查取得标本较少且较浅，因此有时无法判断肿瘤的分级和分期，通过诊断性电切可获取足够的标本，可更有利于明确诊断。

240. 哪些情况下应选择膀胱根治术

根治性膀胱切除术很少用于治疗非肌层浸润性膀胱癌，但对

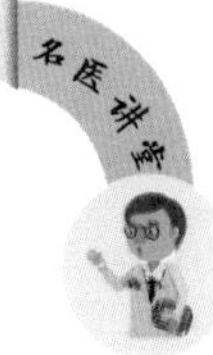

于症状严重、弥漫性、难以切除的乳头状肿瘤或者原位癌，膀胱内化疗药物灌注或 BCG 治疗无效时，推荐行根治性膀胱切除术，Ta 或者 T1 期手术后生存率同正常同龄人群。《欧洲泌尿外科学会指南》推荐，以下一些高危情况可考虑行即刻根治性膀胱切除术：①多发、复发或体积较大的高级别 T1 期肿瘤；②高级别 T1 期肿瘤合并膀胱 CIS；③高级别 T1 期肿瘤合并前列腺尿道 CIS；④尿路上皮肿瘤变异组织学类型；⑤淋巴血管侵犯；⑥BCG 灌注治疗失败。有研究表明诊断为高危非肌层浸润性膀胱癌后立即行根治性膀胱切除术的患者，其 5 年无病生存率超过 80%。对于上述高危患者的治疗方案选择，应综合考虑风险、获益及患者意见。

241. 腹腔镜在膀胱癌根治术中有什么作用

腹腔镜手术包括常规腹腔镜手术和机器人辅助腹腔镜手术。常规腹腔镜手术对术者的操作技巧要求较高。研究显示常规腹腔镜手术时间较长，总体并发症、术后切缘阳性率以及淋巴结清扫效果与开放手术相近，甚至可以降低术后早期并发症发生率，术中出血量少，术后疼痛较轻，恢复较快。机器人辅助腹腔镜手术与开放手术相比，尽管手术时间较长，但出血量少，严重并发症发生率较低，术后恢复快，术后 2 年无进展生存率与开放手术相当。但限于条件限制，机器人辅助腹腔镜手术仅能在少数的大型医疗中心开展。

242. 膀胱部分切除的价值有哪些

随着泌尿外科微创技术的不断发展，现在很多的膀胱肿瘤

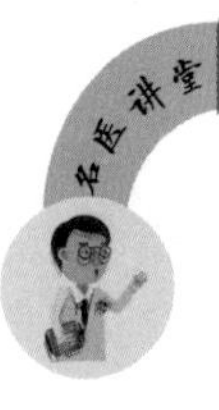

已经可以通过微创，也就是不开刀的方法解决。手术医生从患者的尿道插入膀胱镜，通过电切的方法切除肿瘤，患者能在一两天就恢复正常的生活，受到广大病患们的欢迎。但是，并不是所有的膀胱肿瘤都可以进行微创切除，微创的方法只适合长在膀胱表面的肿瘤，一旦肿瘤长到膀胱的深处，也就是侵犯了膀胱肌肉层，微创手术就无能为力了，这时候往往就需要进行全膀胱切除。而一旦进行全膀胱切除，患者就再也不能像正常人一样排尿了，而是需要在身上终生佩戴造口袋，这无疑会对患者的生活质量和心理造成很大的影响。不仅如此，全膀胱切除作为泌尿外科最大、最复杂的手术之一，很多高龄或者身体条件不好的患者是没有办法耐受的，术后也有一定的概率发生各种并发症。因此，很多患者对于全膀胱切除的手术，都有很大的顾虑。这时，膀胱部分切除术就是另外一种治疗选择，它无论从难易程度、手术的时间、创伤和并发症的发生率都远比全膀胱切除要小得多；更重要的是，术后患者依然可以保留膀胱功能，这无疑对患者的生活质量有很大的提高，也能打消患者的心理顾虑。术后辅以放、化疗等全身治疗，也能达到几乎和全膀胱切除一样的效果。尤其对于高龄、体弱或者不愿意切除整个膀胱的患者，有非常重要的意义。

243. 什么是即刻膀胱灌注化疗

经尿道膀胱肿瘤切除术后即刻膀胱灌注化疗是指术后24小时内完成膀胱灌注化疗。其原理是化疗药物能够消除创面残留的肿瘤细胞和术中切割肿瘤后悬浮在膀胱腔内的肿瘤细胞，从而显著降低TURBT术后的复发率。四项大型的Meta分析表明，TURBT术后即刻单次膀胱灌注与单纯TURBT相比能

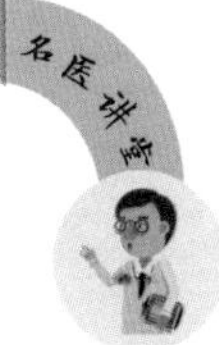

显著降低肿瘤复发率。在所有的即刻单次膀胱灌注相关研究中，灌注均是在术后24小时内完成。为了最大限度地提高即刻单次膀胱灌注的效果，应允许在TURBT后尽快完成灌注，最好是在术后2个小时内完成。若TURBT术中发生膀胱穿孔、创面过大或术后严重肉眼血尿时，为避免化疗药物吸收带来的不良反应，不建议行即刻灌注。低危的非肌层浸润性膀胱癌术后复发概率较低，即刻灌注化疗后可不进行维持膀胱灌注化疗。

244. 如何选择膀胱灌注化疗的疗程和时机

（1）术后即刻膀胱灌注化疗：TURBT术后即刻膀胱灌注化疗能显著降低非肌层浸润性膀胱癌的复发率，其原理是术后即刻灌注化疗能够杀灭术中播散的肿瘤细胞和创面残留的肿瘤细胞。为了预防肿瘤细胞种植，应在术后24小时内尽早完成膀胱灌注化疗。若术后24小时内未行灌注化疗，术后次日再行灌注化疗也是有一定预防复发的效果的。术后即刻灌注使患者的5年复发率降低35%，但是不能降低肿瘤进展风险和死亡风险。当存在TURBT术中膀胱穿孔或术后严重肉眼血尿时，不建议术后行即刻膀胱灌注化疗。低危非肌层浸润性膀胱癌术后即刻灌注化疗后，复发概率很低，不推荐维持膀胱灌注化疗；中危、高危非肌层浸润性膀胱癌则需要后续膀胱灌注化疗或免疫治疗。

（2）术后早期和维持膀胱灌注化疗：中危和高危非肌层浸润性膀胱癌在术后即刻膀胱灌注化疗后，均应当接受后续灌注治疗，以降低肿瘤复发率。中危非肌层浸润性膀胱癌推荐术后维持膀胱灌注化疗，也可选择卡介苗（BCG）灌注免疫治疗；高危非肌层浸润性膀胱癌建议术后行BCG灌注免疫治疗，也可选择术后

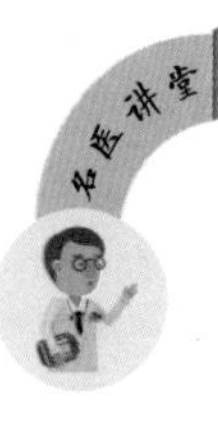

维持膀胱灌注化疗。目前不推荐持续1年以上的膀胱灌注化疗。建议灌注方案为早期灌注(诱导灌注):术后4～8周,每周1次膀胱灌注;之后维持灌注:每月1次,维持6～12个月。

245. 卡介苗膀胱灌注化疗的适应证有哪些

BCG膀胱灌注治疗的适应证为中、高危非肌层浸润性膀胱癌和膀胱原位癌。对中危患者,BCG预防肿瘤复发效果最佳,且具有持久性,可延缓肿瘤进展。灌注时间1年即可满足治疗需求。对于高危患者,与化疗药物灌注相比较,BCG灌注的复发率和肿瘤进展率均显著降低约30%。对于膀胱原位癌,BCG灌注治疗后完全缓解率可达70%～90%,显著高于灌注化疗,可明显降低肿瘤复发率和进展率。

246. 卡介苗膀胱灌注治疗失败的原因有哪些

BCG膀胱灌注治疗失败有以下几种类型。①BCG难治:接受BCG充分灌注治疗后6个月内发现还有高级别肿瘤,或肿瘤在1个BCG治疗周期后3个月出现任何分级/分期进展;②BCG复发:在接受BCG充分治疗后并维持无瘤状态6个月,之后出现高级别肿瘤复发(最后一次接触BCG 6～9个月内);③BCG无反应:包括BCG难治和BCG复发。应选择根治性膀胱切除术,对不适合根治性膀胱切除术的患者采取保留膀胱的综合治疗,或根据患者情况重复BCG治疗。使用BCG治疗中危的非肌层浸润性膀胱癌出现高级别复发,可行重复BCG治疗或选择根治性膀胱切除术。

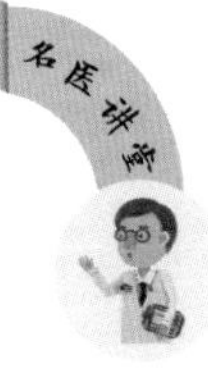

247. 膀胱电切后如何进行随访

超声检查是最常规的复查手段。膀胱镜检查是膀胱电切术患者复查时的首选的方法，检查中若发现膀胱黏膜可疑病变，均应行活检明确病理结果。必要时行尿脱落细胞学、CT/CTU 或 MRI/MRU 等检查，但均不能完全代替膀胱镜检查。

推荐所有非肌层浸润性膀胱癌（NMIBC）患者在术后 3 个月时进行第一次膀胱镜检查，但如果存在手术切除不完全、肿瘤进展迅速可适当提前。

低危患者术后 3 个月内进行膀胱镜检查，如第一次膀胱镜检查阴性，建议术后 1 年时行第二次膀胱镜检查，之后每年检查一次直到第 5 年。

高危患者推荐前 2 年每 3 个月行一次尿细胞学及膀胱镜检查，第 3 年开始每 6 个月检查一次，第 5 年开始每年检查一次直到终身；高危患者每年做一次上尿路检查(CTU 或 IVU 检查)。

中危患者随访方案介于两者之间，依据患者个体预后因素和一般情况决定。随访过程中，一旦出现复发，治疗后的随访方案按上述方案重新开始。

患者随访期间出现细胞学检查阳性和膀胱未见肿瘤时，推荐采用随机活检或荧光或 NBI 膀胱镜引导活检（如果有设备）和 CT/CTU（了解上尿路情况）、尿道前列腺活检等。

248. 膀胱癌患者术后应如何进行护理

非肌层浸润性膀胱癌的规范治疗方案是经尿道膀胱肿瘤切

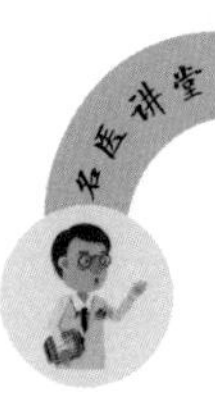

除术(TURBT),该术具有操作简单,手术时间短,出血少,恢复快,住院时间短等优点,但术后需要留置导尿管持续膀胱冲洗,也可能出现膀胱痉挛、手术部位再出血、泌尿道感染等并发症。因此需在术后保持导尿管通畅,观察冲洗液颜色和通畅情况,用温水作为冲洗液可减少膀胱痉挛的发生率。每日行尿道口护理2次可减少泌尿道逆行感染风险。患者应保持清淡饮食并多饮水,保持大便通畅,保证睡眠充足,促进身体快速康复。

肌层浸润性膀胱癌的规范治疗方案是膀胱根治性切除术+盆腔淋巴结清扫术+尿流改道术,常用的尿流改道术分为输尿管皮肤造口、回肠通道术和原位新膀胱术等。因手术切除组织多,创伤较大,术后除了一般的生命体征监测外,还需要观察尿液量和颜色的变化,伤口愈合情况及引流情况。单纯输尿管皮肤造口患者术后护理需观察双侧输尿管引流尿量以判断肾功能,输尿管乳头是否红润,有无内陷,支架管位置是否固定无脱落。回肠通道术或者原位新膀胱术的患者因需要肠道吻合,术后需特别注意观察胃肠道蠕动恢复、腹腔引流液颜色和量,警惕有无肠道温和口瘘。若胃肠道蠕动恢复,患者饮食需从少量饮水开始逐渐过渡到正常饮食,期间严密观察患者腹痛、腹胀、恶心呕吐和排气排便情况。对于老年患者尤其需要注意凝血功能是否异常,是否有下肢静脉血栓形成的高危因素,如有,术后应穿弹力袜或者定时按摩下肢肌肉以促进血液循环,减少血栓发生的风险,或使用气垫避免压疮。部分行盆腔淋巴结清扫术的患者术后会出现淋巴漏,需密切观察盆腔引流液的颜色和量,建议患者术后进食清淡、高热量、易消化食物,避免过早进食油脂过多的食物尤其是各种肉质汤类,因为肉汤会促进产生大量淋巴液,会加重漏出。若出现淋巴漏,安抚患者不必焦虑,引流管

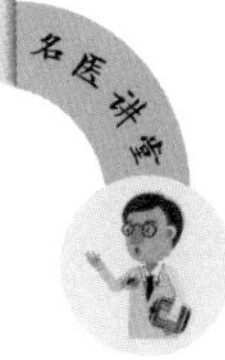

多留置数日，待淋巴液漏出明显减少即可拔除引流管。

249. 膀胱根治术后应如何进行随访

根治性膀胱切除术后肿瘤复发和进展的危险主要与组织病理学分期相关，局部复发和进展以及远处转移在手术后的前 24 个月内最高，24～36 个月时逐渐降低，36 个月后相对较低。肿瘤复发通过定期进行影像学检查很容易被发现。T1 期肿瘤患者每年进行一次体格检查、血液生化检查、胸部 X 线摄片、超声和 CT/MRI 检查（肝脏、上尿路、腹膜后）。T2 期肿瘤患者每 6 个月进行一次上述检查，T3 期肿瘤患者每 3 个月进行一次。术后 2～3 年后若病情稳定可改为每年检查一次。伴有原位癌、输尿管或尿道切缘阳性的患者，上尿路及尿道复发风险相应增加。尿液细胞学和肿瘤标志物检查有助于对泌尿腔内复发的诊断。上尿路影像学检查对于排除输尿管狭窄和上尿路肿瘤有价值。

尿流改道术后随访应包括对手术相关并发症的随访，如输尿管狭窄或反流、贮尿囊尿潴留、造口旁疝、泌尿系统感染、结石、尿失禁和水电解质酸碱平衡紊乱等代谢性病变。

250. 尿流改道的术式有哪些，应如何选择

尿流改道术尚无标准治疗方案，其方式和术后并发症密切相关，尿流改道方式选择需根据患者的年龄、肾功能、伴随内科疾病、预期寿命、盆腔手术史及放疗史及胃肠道手术史等并结合患者要求及术者经验慎重选择。术前应告知患者尿流改道的各种手术方式及优缺点，由患者决定尿流改道方式，以保护肾功

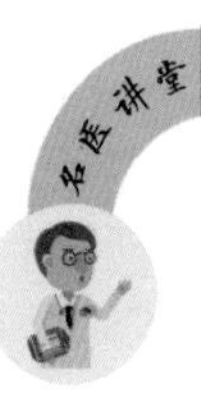

能、提高患者生活质量为治疗目标。对预期寿命短、脏器功能严重受损、手术时间较长可能影响康复的患者不宜采用复杂性尿流改道术。目前常用的主要有三种方式。

(1) 原位新膀胱术：患者不需要腹壁造口，可保持生活质量和自身形象。这一术式已逐渐被各大医疗中心作为主要尿流改道手术方式使用。本术式可用于男性和女性患者，选末端回肠去管化制作回肠新膀胱，也可用去带乙状结肠作为新膀胱。原位新膀胱需要满足以下条件：尿道完整和外括约肌功能良好；尿道切缘肿瘤阴性；肾功能良好可保证电解质平衡和废物排泄；肠道无明显病变。原位新膀胱术不应影响肿瘤治疗效果。

(2) 回肠通道术：是一种经典的简单、安全、有效的不可控尿流改道的术式，是不可控尿流改道的首选方式，也是最常用的方式之一。需要腹壁造口、终身佩戴集尿袋，术后早期并发症为尿路感染、肾盂肾炎、输尿管回肠吻合口漏或狭窄；远期并发症主要是造口相关并发症和上尿路的功能及形态学改变。但其远期并发症要少于可控贮尿囊或原位新膀胱。

(3) 输尿管皮肤造口术：是一种简单术式，并发症发生率要明显低于回肠通道术，但造口狭窄和逆行泌尿系感染风险增加。适用于预期寿命短、有远处转移、姑息性膀胱全切、肠道疾患无法利用肠管或者全身状态较差不能耐受复杂手术的患者。

251. 膀胱癌淋巴结清扫的术式有哪些

膀胱癌淋巴结清扫术不仅是一种治疗手段，也可为预后判断提供重要信息。肌层浸润性膀胱癌出现淋巴转移的风险大于24%以上，而且和肿瘤浸润深度相关。盆腔淋巴结清扫术是根

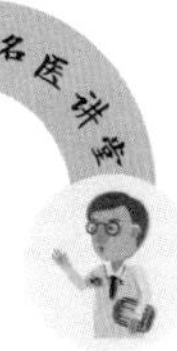

治性膀胱切除术的重要组成部分。目前主流的淋巴结清扫术有标准淋巴结清扫术和扩大淋巴结清扫术两种。标准淋巴结清扫的范围是髂总血管分叉处(近端)、生殖股神经(外侧)、旋髂静脉和 Cloquet 淋巴结(远端)、髂内血管(后侧)。扩大淋巴结清扫在标准淋巴结清扫的基础上向上扩展至主动脉分叉处,包括髂总血管、腹主动脉远端和下腔静脉周围淋巴脂肪组织,包括骶前淋巴结。对于大部分患者推荐行标准盆腔淋巴清扫,对于术前或者术中怀疑淋巴结转移者可考虑行扩大淋巴结清扫。

252. 保留膀胱的方法有哪些

肌层浸润性膀胱癌保留膀胱的手术方式有两种:经尿道最大限度膀胱肿瘤切除术和膀胱部分切除术。对于少部分肿瘤局限在浅肌层、二次电切阴性的患者可采用单纯 TURBT。适用于不适合根治性膀胱切除术的患者,或作为保留膀胱综合治疗的一部分,不能单独使用 TURBT 作为肌层浸润性膀胱癌保留膀胱的治疗手段。TURBT 联合外照射放疗可作为不适合根治性膀胱切除术和(或)不能耐受化疗患者的替代治疗选择。以铂类为基础的新辅助化疗联合最大限度的 TURBT,但临床上不应对肌层浸润性膀胱癌患者实施单独的化疗。

由于单一的治疗手段难以达到理想的保留膀胱效果,目前保留膀胱的治疗多采用手术、化疗和放疗三联或多联综合治疗(MMT),目标是保留患者的膀胱和提高其生活质量,同时不降低肿瘤控制效果,联合放疗目的是取得对膀胱原发肿瘤和局部淋巴结的控制。联合系统化疗和其他放疗增强剂是为了提升放疗效力。以铂类为基础的化疗可用于治疗微小转

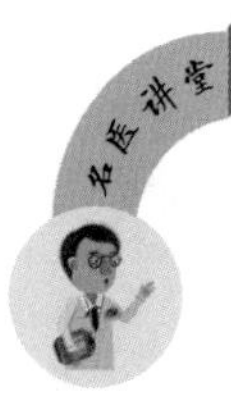

移灶。

如肿瘤位于膀胱憩室内、输尿管开口周围或者肿瘤位于TURBT手术操作盲区，术前影像学检查提示肿瘤浸润导致上尿路积水以及盆腔淋巴结肿大，有严重尿道狭窄和无法承受截石位的患者，可选择行膀胱部分切除术。对于部分患者还可选择膀胱部分切除术联合化疗的治疗方式。

253. 什么是新辅助化疗

新辅助化疗即术前化疗，在行根治性膀胱切除术前先全身化疗3～4周期，随后立即行根治性膀胱切除术，与直接行根治性膀胱切除术相比，新辅助化疗可降低肿瘤的病理分期，并明显改善患者的预后。

254. 新辅助化疗的适应证有哪些

膀胱癌局部晚期(T3～T4)和(或)伴有淋巴结转移，且无远处转移的患者应考虑行术后新辅助化疗。对于需要保留膀胱的患者，采用经尿道膀胱肿瘤电切术联合以顺铂为基础的静脉化疗的综合治疗，可能在保留膀胱的同时使患者得到长期的生存。转移性膀胱癌以顺铂为基础的联合化疗为标准治疗方案。

255. 放射治疗在膀胱癌治疗中的作用是什么

放射治疗是局限性肌层浸润性膀胱癌的治疗方式之一，单纯放射治疗肿瘤完全消除率约为40％，五年生存率约为25％。

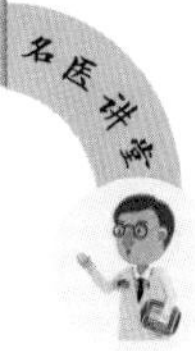

因其治疗效果低于根治性膀胱切除术+盆腔淋巴结清扫术，对于可手术患者单独放疗不作为治疗首选。但对于不能耐受根治性手术或因局部晚期无法手术的患者仍是合理选择。对于切除困难的局部晚期或盆腔淋巴结转移的患者在术前同步放化疗有可能使肿瘤缩小并降期，争取手术机会。对于手术切缘阳性、局部病变较晚期、仅行姑息手术或术后病理为鳞癌、腺癌、癌肉瘤、小细胞癌等，术后放疗可提高局部控制率，提高患者生存期。晚期患者可通过放疗改善血尿、局部疼痛、尿频尿急、排尿困难以及骨转移疼痛等症状，提高患者生活质量。

256. 晚期膀胱癌应如何选择治疗方法

对于多发淋巴结转移或者局部浸润明显、不能行根治性手术切除的患者，可采用化疗或放化疗，当肿瘤出现完全缓解或部分缓解，可进一步巩固化疗、放化疗、根治性放疗或膀胱切除术。少数完全缓解的患者可选择密切随访。若患者身体状况尚好，为提高生活质量，可行姑息性放疗或姑息性膀胱切除术。出现上尿路梗阻可行肾造瘘、输尿管内支架、输尿管皮肤造口等以解除梗阻。远处转移的膀胱癌患者首选全身化疗。

257. 膀胱癌的术后并发症有哪些

膀胱癌术后并发症的发生与手术方式、个人体质等因素有关。膀胱癌的手术方式，一般来说，包括经尿道膀胱肿瘤电切术、膀胱部分切除术和根治性膀胱切除术，这几种手术的并发症

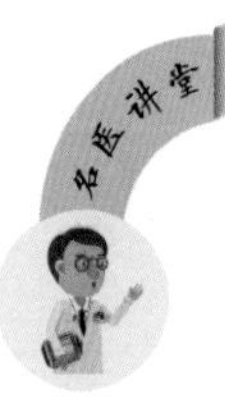

也是不相同的。

1）经尿道膀胱肿瘤电切术的并发症

本手术后并发症相对来说比较少，或者并发症危害比较小，最常见的可能是造成手术之后出现血尿和膀胱刺激症状，也可能造成下腹部不适的感觉，都可以通过积极的内科治疗或者物理方法治疗进行预防或者改善症状。主要并发症包括膀胱穿孔、持续性出血和尿道狭窄。

（1）膀胱穿孔：应分辨穿孔是属于腹膜内穿孔还是腹膜外穿孔。对于腹膜外穿孔，可延长留置导尿管时间，一般可以自愈。对于腹膜内穿孔，建议进行开放性手术修补。在TURBT手术过程中，应注意避免过度充盈膀胱、切除侧壁肿瘤时可配合应用肌松剂防止闭孔反射，以防止膀胱穿孔的发生。

（2）术后出血：经尿道电切术后出现血尿，经积极保守治疗无效的患者，常需要进行内镜下电凝处理，除了处理原先切除的创面外，还需彻底检查其余的膀胱黏膜和膀胱颈，彻底取出血块。内镜止血后应嘱患者暂停抗凝药物并避免增加腹压的动作。

（3）尿道狭窄：手术时尽量避免损伤尿道。轻度尿道狭窄应首选尿道扩张术，操作时应手法轻柔，避免出血。

目前随着技术的进步，大的并发症、严重的并发症发生的概率已经非常小。

2）膀胱部分切除术或根治性膀胱切除术的并发症

（1）术后出血：如果出血的速度很快，出血量特别多，患者容易发生失血性休克。

（2）术后感染：如果患者的手术切口发生了感染，那么切口会裂开，而且愈合的速度会特别缓慢。如果患者发生的是尿路

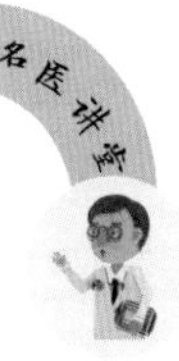

感染，那么就会出现一些常见的炎症，比如前列腺炎、肾盂肾炎、尿道炎、膀胱炎等。如果是盆腔创面发生了感染，那么盆腔会形成脓肿。有一些患者术后会出现痰液淤积或肺部感染等。

(3) 淋巴漏：有一些患者进行的是膀胱根治性切除手术，这类手术产生的创面非常大，淋巴管受损的程度也非常严重。所以在术后，患者的腹腔引流管可能会流出很多的淋巴液，这种情况下患者一定要加强营养，对创口进行正确的引流处理。

(4) 肿瘤复发或者转移：膀胱癌患者不管进行的是哪种类型的手术，在术后都有复发转移的可能性。因为手术虽然能起到很好的治疗效果，但是不代表一定能彻底治好。

随着手术技术和现代医疗技术的进步，很多并发症发生的概率都在大幅降低，不要一看到并发症就不敢进行手术了，并发症的发生还是极少数的，绝大多数患者在手术过程中都是非常顺利的。

258. 膀胱癌的预后如何

膀胱癌是泌尿系统最常见的肿瘤之一。总的来说，70%～80%患者是低级别的膀胱癌，其中只有10%～20%的患者会发展成为恶性度高的膀胱癌。非肌层浸润性膀胱癌的预后比较好。非肌层浸润性膀胱肿瘤也就是Ta期膀胱癌，10年的生存率可以达到90%以上。肌层浸润性的膀胱癌通过有效治疗，5年的生存率也可以达到60%～70%，10年生存率不到50%；而已经出现转移的膀胱癌，3年生存率不会超过50%。影响膀胱癌预后的因素有肿瘤的分期、癌细胞的分级、治疗的方式等，所

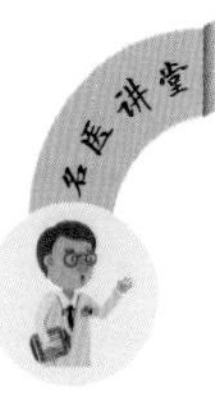

以总的来说，膀胱癌的预后取决于癌症本身。

对于非肌层浸润性膀胱癌，对于中危患者有40%～60%的概率会复发，所以患者术后需要定期进行复查。对于肌层浸润性膀胱癌，复发的可能性更高，所以要制订严格的随访计划。对于低危患者应该是每6个月做一次复查，观察5年；对于高危患者，通常应该考虑每3个月做一次复查，2年以后可每6个月做一次复查，到5年以后每年做一次复查直到终身。

259. 膀胱癌患者的生存期如何

膀胱癌患者的生存期一般根据肿瘤的临床分期、治疗方式等来进行判断。膀胱癌患者术后的生存时间每个人都是不同的，需要根据病情及自身的身体状况来看。非肌层浸润性膀胱癌也就是Ta期膀胱癌，经过有效的治疗患者生存时间相对较长，患者的预后一般比较好，一般可达到十几年，甚至二十几年以上。分期为T2、T3、T4的膀胱癌，或发生了远端转移、淋巴结转移等，一般预后较差，患者生存时间也相对较短。如果是肌层浸润性膀胱癌，还要看浸润的程度，有没有淋巴结的转移。如果患者是肌层浸润性膀胱癌，要给患者做根治性的膀胱切除，还会用肠子给患者做相应的尿流改道，来解决患者的排尿问题，同时还要做淋巴结的清扫。对于中晚期恶性程度较高的膀胱癌，手术之后，预后相对较差，并且膀胱癌根治性切除手术属于一种较大型的手术，手术风险高，并发症多，部分患者可能在术中已经出现生命危险。

膀胱癌的预后生存期需综合多项因素判断，与其病理分期和组织学分级密切相关。另外肿瘤大小、复发的时间和频次、肿

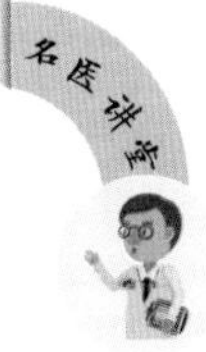

瘤数目等因素也对预后有较大影响。浸润前列腺、子宫、阴道及盆壁等邻近器官的晚期膀胱癌患者平均生存期仅为 10 个月。对于此类患者可适当采用姑息性放射治疗或化学治疗，可减轻症状并延长患者的生存时间。

260. 膀胱癌的饮食注意事项有哪些

膀胱癌的治疗，不仅是要根据病情选择合适的治疗方法，还要做好患者的日常护理工作，尤其是对患者饮食方面的指导也是必不可少的。饮食决定着患者的体质，良好的身体素质有助于对病情的抵抗，在治疗的过程当中能够起到非常积极的作用。

美国哈佛大学研究人员对将近 5 万名 40～75 岁的美国男性进行了 10 年追踪研究发现，那些每天喝 6 大杯白开水的男性，比只喝 1 大杯者患膀胱癌的危险性减少了一半。这可能是液体会在致癌物对膀胱发生作用之前，就将它们排出体外，从而减少附着在膀胱壁上的机会。

日常膳食方面，平时要注意适当地多摄取蔬菜、水果，保证机体有足够的维生素与微量元素，以利分解体内的致癌物质亚硝胺。同时也应尽量少吃肉类食品。大量摄入脂肪、胆固醇、油煎食物和红肉，可能增加患膀胱癌的风险。因肉类食品在体内代谢过程中可产生类似苯胺和联苯胺结构的物质，实验证明这些物质均易诱发膀胱癌。有研究表明，摄入较多的豆类食品、苏打水，可能增加患膀胱癌的风险。膀胱癌的患者应注意多饮水，勤排尿。

第六章 男性生殖系统肿瘤

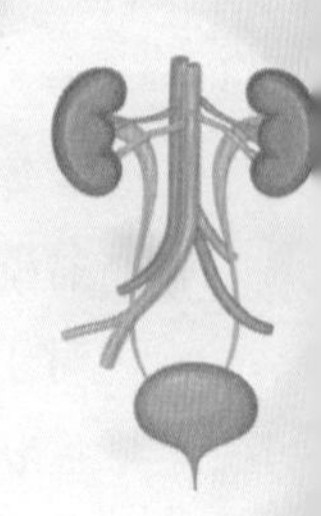

261. 什么是阴茎癌

阴茎癌是起源于阴茎头、冠状沟和包皮内板黏膜以及阴茎皮肤的恶性肿瘤，是阴茎最常见的恶性肿瘤，占阴茎肿瘤的90%以上。

262. 阴茎癌的发病原因是什么

目前阴茎癌的病因学仍不明确，一般认为与包茎、人乳头瘤病毒(human papilloma virus，HPV)、吸烟及其他因素有关。包茎的患者相对于正常男性罹患阴茎癌的风险增加25%～60%。包茎和包皮过长导致阴茎癌发生的原因可能是由于长期的慢性炎症刺激。在常规实施新生儿包皮环切术的地区阴茎癌发病率较低，如以色列犹太人的发病率最低，为每年0.3/10万。人乳头瘤病毒患病率高的地区阴茎癌很常见，这可能是因为全球人乳头瘤病毒患病率差异很大。有研究证实，在70%～100%的上皮内瘤变和30%～40%的侵袭性阴茎癌组织样品中发现有人乳头瘤病毒的DNA。其可能的机制为人乳头瘤病毒通过与癌基因和肿瘤抑制基因（*P*53，*Rb*基因）的相互作用从而变成阴茎鳞状上皮癌某些变体致癌作用的辅助因子。阴茎癌中最常见的人乳头瘤病毒亚型是16型和18型，但人乳头瘤病毒与阴茎癌的预后关系仍不确定。此外，阴茎癌相关病因还包括患有阴茎硬化性苔藓、疣、湿疣以及包皮环切不彻底，因此，有上述疾病的患者也应尽早治疗。

预防阴茎癌最基本的方法就是保证阴茎局部的卫生，避免不洁性行为，而割掉过长的包皮也是预防阴茎癌最有效的方法。

263. 阴茎癌的早期症状是什么

阴茎癌的症状，初期可能会有红斑、硬块、表皮溃烂造成的疼痛、出血或有分泌物。阴茎癌最常侵犯的首要部位为龟头，其次为包皮与阴茎本身。

264. 阴茎癌的流行病学特点是什么

原发性阴茎癌是一种比较少见的恶性肿瘤，绝大多数为鳞状细胞癌，常见于50～70岁的患者。由于国家、民族、宗教信仰及卫生习惯的不同，阴茎癌的发病率在各个国家有明显的差异，其发病率在欧洲为每年（0.4～2）/10万；在美国约为0.6/10万；但在亚洲、非洲和南美洲等经济欠发达国家的发病率较上述国家和地区可能增加10%左右。随着人民生活水平的提高及卫生条件的改善，我国的阴茎癌发病率也逐渐与欧美接近，中国国家癌症中心全国肿瘤防治研究办公室最新公布的阴茎癌发病

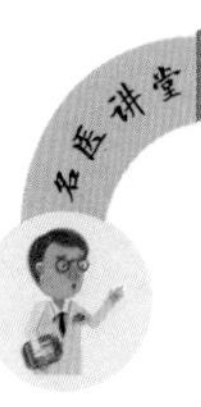

率为每年0.61/10万。

265. 阴茎头斑是阴茎癌的早期信号吗

正常情况下，龟头会附着一些灰白色的粉渣样的包皮垢，通过清洗可以清除。但假如在龟头上出现斑块或者斑疹，那就要引起重视了。这些斑块往往和正常的皮肤有明显的分界线，大部分为红色的病变，生长的速度很慢，有的甚至好几年都没有变化，尤其有的斑块表面会有轻度的脱皮或者糜烂，用手摸一下还能感到比皮肤略高出一些。出现这样的情况往往是早期阴茎癌的信号，需要及时到医院找专科医生进行诊治，必要时还要进行取样活检才能明确诊断。

266. 阴茎硬结不同于阴茎癌吗

如果在洗澡的时候偶然摸到阴茎背侧或者外侧皮下有一个硬块，那会是阴茎癌吗？其实不必过分担心，通常情况那是一种叫作阴茎硬结症的良性病变，不会转变为癌症。阴茎癌是长在龟头冠状沟和包皮内侧的菜花样、溃疡样，或者是斑疹样的肿瘤。和阴茎癌不同，阴茎硬结症其实是阴茎海绵体包膜纤维化导致的结节，它多半出现在阴茎背侧的皮下，而且变化多端，小的只有米粒般大小，大的可以弥漫至整个阴茎；有单个，也有多个的；有的是逐渐形成的，也有的可以在一夜之间就生成。虽然一般情况下，它不会引起不适的症状，但是却会在勃起的状态时出现明显的症状，轻则引起勃起疼痛，重则导致阴茎弯曲变形，使男性“雄风不再”，因此一旦出现这种情况，就需要找专科医生通过药物、理疗、手术等方法进行治疗。

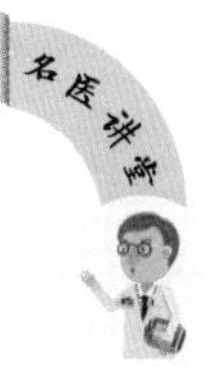

267. 为什么老年人会高发阴茎癌

阴茎癌是指发生在阴茎部位的，非肉瘤、恶性黑色素瘤的其他恶性肿瘤；阴茎癌的高发年龄在 60 岁之后；其原因在于阴茎癌的发病过程较为漫长，从致癌因素造成癌前病变到癌细胞慢慢长大发展成有形的恶性肿瘤需要花较长的时间，所以阴茎癌多是在老年阶段才慢慢表现出来。

268. 阴茎癌的发病过程是怎样的

阴茎癌常起始于阴茎头、冠状沟及包皮内板的黏膜上，对于患有包茎的患者病变早期不易被发现，可触及包皮内有结节或肿块，且逐渐增大，并可穿破包皮露出癌肿。包皮口常有脓性或血性分泌物流出。包皮可以外翻能够显露阴茎头的患者则表现为病变处出现丘疹、乳头状或扁平突起、疣或菜花状斑块、溃疡，病变逐渐增大，表面常伴有恶臭分泌物。

阴茎癌常常由小的病变开始逐渐侵犯至整个阴茎头、体和海绵体。如果不进行治疗，那么阴茎最后可能发生自截。阴茎癌最早的转移途径是转移至局部股和髂淋巴结。包皮的淋巴系统形成了一个连接的网络，将阴茎体皮肤的淋巴系统连接了起来。这些支流引流入浅腹股沟淋巴结(阔筋膜外的淋巴结)。阴茎头的淋巴系统汇入海绵体的淋巴系统，并在阴茎基底形成一个环形的通路连接浅淋巴结。浅淋巴结引流至深腹股沟淋巴结(阔筋膜深处的淋巴结)。从那里再引流入盆腔淋巴结(髂外、髂内和闭孔淋巴结)。局部淋巴结转移的扩大最终将导致皮肤坏

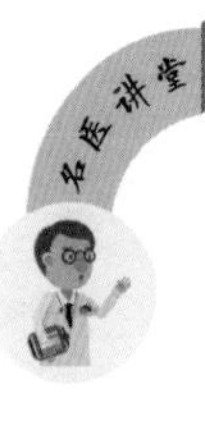

死、慢性感染和因营养不良、脓毒症或者继发于股血管侵蚀的出血而引起的死亡。临床上发现远处的肺、肝、胆管或脑转移病变并不常见。

269. 阴茎癌的转移特点有哪些

肿瘤的转移途径包括淋巴途径、血液循环、直接浸润，阴茎癌以淋巴途径、直接浸润为主，阴茎癌的转移特点是淋巴结转移和远处转移。

（1）区域淋巴结：阴茎癌转移途径以淋巴结转移为主，并具有逐级转移的特点，即沿腹股沟浅组淋巴结-腹股沟深组淋巴结-盆腔、腹腔淋巴结逐级转移。也有研究发现如原发病灶累及尿道海绵体，则可不经腹股沟区域而直接转移到盆腔淋巴结。区域淋巴结是否转移、阳性淋巴结数目、位置及结外侵犯，以及区域淋巴结清扫的手术时机，为影响阴茎癌患者生存最重要的预后因素。

（2）远处转移：阴茎癌仅约2.3%会出现远处转移，比如肺。腹股沟淋巴结转移患者出现盆腔淋巴结转移或远处转移的风险较高。

270. 阴茎癌的检查原则是什么

阴茎癌的检查包括原发病灶的检查，区域淋巴结的检查以及远处转移灶的检查。

原发病灶的评估应包括体格检查、病理活检和影像学评估。

淋巴结的检查需要仔细触诊双侧腹股沟区域，首先检查有无可触及的肿大淋巴结，然后再结合影像学、组织病理检查，对区域淋巴结转移做出准确的诊断。

271. 阴茎癌的体格检查包括哪些方面

通过对阴茎的视诊及触诊，以评估局部病灶的形态特征和浸润程度。

（1）视诊：阴茎病灶或可疑病灶的位置、形态（乳头状、溃疡状、结节状、疣状或扁平状等）、大小、色泽、范围、边界、数目，以及阴茎的长度、形态等。

（2）触诊：阴茎病灶或可疑病灶的边界、活动度等，初步评估病灶与周围组织的关系（如黏膜下层、尿道海绵体、尿道、白膜及阴茎海绵体等）。

272. 阴茎癌的并发症有哪些

淋巴转移与否和转移的范围是阴茎癌最为重要的预后因素，少量淋巴结转移通过清扫手术能够达到治愈效果。腹股沟淋巴结清扫术能够达到分期和治疗的双重目的，是阴茎癌治疗中最常开展的淋巴结清扫部位。但腹股沟淋巴结清扫术常面临以下并发症，应采取相应措施予以防治。

（1）防治皮肤坏死：在手术实施过程中，注重保留两侧腹股沟皮瓣厚度，在真皮下保留 2～3 mm 的脂肪层，保护真皮下血管网，保证皮瓣的血液供应，使皮瓣不发生坏死，术后放置引流管充分引流，伤口局部每日 2 次用红外线灯照射，以促进局部血液供应，保留适当厚度的皮瓣，保证局部充分的血供，及时清除局部积液等措施，对腹股沟伤口愈合也是至关重要的。

(2) 术后下肢与阴囊水肿的发生率很高，一般均高于40%。其主要原因为淋巴回流障碍。有过皮肤坏死、感染及局部瘢痕较多者症状可持续更久。可用下肢弹力绷带及阴囊托带，适当休息，减少活动，同时在术后予以低分子右旋糖酐和复方丹参注射液滴注以促进淋巴管通畅和扩张血管，改善微循环，鼓励患者在床上多活动，主动或被动做下肢屈伸动作，一般于术后1～2年会逐渐改善。

(3) 切口裂开及局部感染：感染多为拔除引流管时间过早、局部积液以及患者体质较差所引起。处理方式为延长拔出引流管时间，加强营养及全身抗感染治疗。另由于手术部位皮瓣血液循环及静脉、淋巴液回流不畅，易造成切口裂开、感染，一旦切口感染或裂开，应及时彻底消除坏死组织，每日用过氧化氢及庆大霉素冲洗切口后，用生理盐水棉球擦干，凡士林油纱条引流，用红外线照射，每日2次，每次20～30 min，以减少渗出及局部炎性水肿，保持创口愈合。严重并发症有血栓性疾病、股血管损伤及死亡，比较少见。血栓性疾病主要为清扫术后下肢血流缓慢。总之，恶性肿瘤的手术治疗趋势，无论是对局部肿瘤还是腹股沟区淋巴结的处理，近十几年来均趋向于在保证疗效的前提下适当缩小手术范围，或采用保守手术加放疗和(或)化疗的综合疗法，以减少手术创伤，促进伤口愈合，降低术后并发症的发生率，减轻患者痛苦，从而提高患者治疗后的生活质量。

273. 阴茎癌的治疗目的是什么

阴茎是男性重要的外生殖器，与生殖、性功能、排尿等有关。

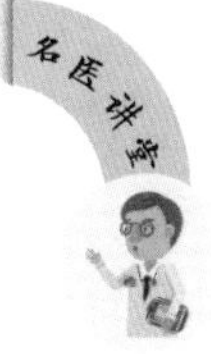

阴茎癌在男性生殖器里面是一个比较浅表的、易于发现、便于早期治疗的一个肿瘤。根据肿瘤大小、侵犯的程度，可以选择阴茎部分切除术和阴茎根治术。如果切除肿瘤（包括肿瘤周围2 cm）后仍可站立排尿，则行阴茎部分切除术；如果切除肿瘤（包括肿瘤周围 2 cm）后不能站立排尿，则行阴茎全切除术。总的治疗目的是首先考虑肿瘤的治愈，然后才考虑功能的保留。

274. 阴茎癌的治疗原则是什么

初次治疗的阴茎癌患者，需要对阴茎病变进行详细的体格检查，记录病变的范围，肿瘤在阴茎上的位置、数量、形态与周围结构的关系，并通过使用穿刺活检、切除等方法进行病理组织学诊断，这些方法对于肿瘤的分期及选择恰当的治疗方法至关重要。

阴茎癌的手术治疗包括对原发病灶的治疗和周围淋巴结的处理。

原发病灶的治疗方法包括保留阴茎器官的治疗及阴茎全切加尿道会阴造口。治疗方法的选择应根据肿瘤的大小、组织学分期、分级及患者自身情况来决定。其中保留阴茎器官的治疗方法包括病变局部治疗及阴茎部分切除。手术的原则是在切缘阴性的前提下尽可能保留更长的阴茎。保留阴茎的治疗可能导致局部复发的风险增加，但再次治疗后对患者长期生存的影响不大，故选择尽量保留阴茎的治疗策略是合理的。

275. 阴茎癌如何做保留阴茎器官的治疗

治疗前必须明确组织学诊断及病理分级。如果是 Tis、Ta、

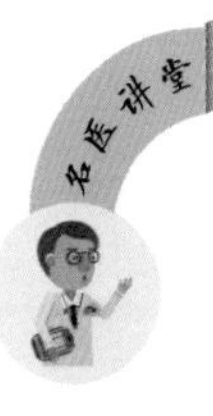

T1G1、T1G2期肿瘤，可选择做保留阴茎的治疗。凡选择保留阴茎治疗的患者，应对可能发生的局部复发进行密切随访。

(1) 病变局部治疗：方法包括包皮环切术、局部病变切除、激光治疗、龟头切除、莫氏显微外科手术、放疗等，宜以手术切除为主。对Tis、Ta期肿瘤，可局部使用咪喹莫特或5-氟尿嘧啶(5-FU)乳膏、包皮环切术、局部病变切除术、激光治疗、阴茎头切除术。对于Tis、Ta、T1G1、T1G2期肿瘤亦可选择激光治疗，常用的激光治疗方法包括CO_2激光、钕：钇铝石榴石(neodymium: yttrium-aluminium-garnet, Nd: YAG)激光、氩和磷酸氧钛钾激光。对于Tis、Ta、T1期肿瘤位于阴茎头远端或远端包皮的患者，可考虑行阴茎头切除术。为确保手术切缘阴性，建议行海绵体和尿道残端的冷冻或快速石蜡切片；条件允许的话，阴茎头切除术后还需行中厚或全厚皮片移植。对于Ta、直径<4 cm局限性的TI～T2期肿瘤患者，放射治疗也是一种保留阴茎的替代治疗方法，包括外放射治疗(external beam radiotherapy, EBRT)、近距离放射治疗。

(2) 阴茎部分切除术：对于T1G3期、T2期及T3期肿瘤，建议行阴茎部分切除术。病变局限于阴茎头时可切除部分或全部阴茎头。关于手术切缘的宽度，一般认为3～5 mm为最小安全范围。也可根据肿瘤分级来决定切缘宽度：G1级肿瘤切缘距肿瘤3 mm，G2级肿瘤切缘距肿瘤5 mm，G3级肿瘤切缘距肿瘤8 mm。

276. 什么是阴茎全切除术

阴茎癌如果被诊断为T4期肿瘤，则建议行阴茎全切除术和会阴尿道造口术。行阴茎部分切除术后如阴茎残端不能完成

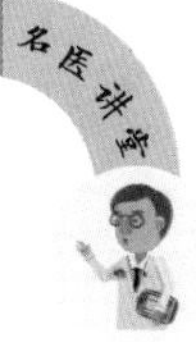

站立排尿功能时也应行阴茎全切除术和会阴尿道重建术。当病灶未侵犯阴囊时，不建议切除阴囊和睾丸，保留阴囊和睾丸对维持男性化的特征和以后行阴茎重建有帮助。当阴囊受累及时（T4 期），阴囊、睾丸切除术和阴茎全切除术应同时进行。

277. 阴茎保留术后局部复发后应如何治疗

保留阴茎治疗后复发的肿瘤，如果肿瘤未侵犯海绵体可再次选择保留阴茎的病灶切除。如果肿瘤侵犯海绵体或肿瘤较大，分级高的患者则应行部分切除术或全切除术，对于阴茎全切的患者可行阴茎重建术。

278. 阴茎癌远处转移灶应如何治疗

阴茎癌多转移至腹股沟及盆腔淋巴结。远处器官转移，比如肺转移、肝转移、脑转移和骨转移很少见。不论转移到哪个器官，大多数远处转移的阴茎癌患者平均生存期均小于 1 年。对于远处转移性阴茎癌治疗方案以系统治疗为主，主要治疗方法为基于铂类的全身化疗，也有使用表皮生长因子受体（EGFR）的靶向药物用于转移性阴茎癌治疗的报道。针对远处转移灶的治疗多为姑息性治疗，对于有局部症状的骨转移灶可以给予放射治疗以控制症状。不推荐以肿瘤控制为目的的转移灶切除。

279. 阴茎癌的化疗方法有哪些

（1）伴有腹股沟淋巴结转移的新辅助化疗：巨大的腹股沟

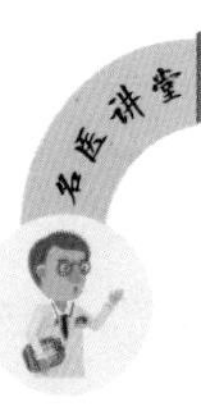

淋巴结肿大(cN3)表明存在广泛的淋巴结转移。一般不建议直接进行淋巴结清扫手术,因为不太可能进行完整的手术切除,而且只有少数患者能从手术中获益,对于这部分患者可以先进行新辅助化疗,对于化疗敏感的患者,可通过新辅助化疗将原本不可切除的淋巴结降期,还可将原本需要行阴茎全切的患者,降期至保留阴茎。新辅助化疗常用的方案为 TIP 或 TPF。

(2) 根治性腹股沟淋巴结清扫术后淋巴结阳性的辅助化疗:辅助化疗应用范围较广,目前辅助化疗方案多强调联合用药,常用的化疗方案有 TIP 和 TPF。推荐对 pN2～3 的患者行 3～4 个周期的化疗。

(3) 术后出现转移或复发患者的挽救性化疗:转移性阴茎癌的化疗多采用以顺铂为主的联合用药,目前的化疗方案引入了紫杉醇类药物,它增强了化疗的疗效,安全性更高。

(4) 化疗联合其他治疗:阴茎鳞癌的原发灶和转移灶均高度表达具有与头颈部鳞癌相似的表皮生长因子受体。靶向药物常与化疗联合,在某些局部晚期及转移性 PSCC 患者中,西妥昔单抗可以发挥抗肿瘤作用,同时能够增强以顺铂为基础的化疗药物的疗效。化疗联合免疫治疗或其他临床试验药物也可能成为未来有效的治疗方法。

280. 阴茎癌的放射治疗方法有哪些

放射治疗仅可作为无法接受手术以及术后原发和(或)区域淋巴结复发患者的姑息性治疗。放射治疗将增加肿瘤原发灶切除和腹股沟阳性淋巴结清扫手术的难度和并发症发生的风险。

(1) 以保留器官为目的的原位肿瘤放射治疗:放射治疗是

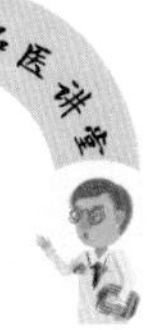

保存器官完整性和功能的一种治疗手段，包括外放射治疗(EBRT)和近距离放射治疗，主要适用于部分 Ta～T2 期、肿瘤<4 cm、局限的、有保留器官要求的阴茎癌患者。对于部分 Ta 和 T1～T2 期，肿瘤直径<4 cm 的患者可选择保留阴茎的放射治疗。治疗方式包括最低 60 Gy 的外放射治疗联合短距离放射治疗，或单独短距离放射治疗。放射治疗后复发的患者可通过挽救性手术达到肿瘤控制目的。

(2) T3 和 T4 期肿瘤的放射治疗：对于 T3 期要求保留器官功能和完整性，且肿瘤直径<4 cm 的患者可考虑行放射治疗；如肿瘤直径≥4 cm，或已侵犯尿道则应行阴茎部分切除术或阴茎全切术，不推荐行放射治疗。

(3) 区域淋巴结的放射治疗：对于 cN0，尤其具有中高淋巴结转移风险（pT1G2；pT1G3 和>pT1）的患者，不推荐对 cN0 患者行预防性腹股沟淋巴结放射治疗。对 CN3 和腹股沟淋巴结清扫术后复发患者，除作为化疗的联合治疗或以缓解疼痛为目的的治疗以及临床研究外，不推荐行放射治疗。

281. 阴茎癌淋巴结肿大应如何处理

阴茎癌转移途径以淋巴结转移为主，并具有逐级转移的特点，因此，对疑诊断为阴茎癌的患者，需要仔细触诊双侧腹股沟区域，首先检查有无可触及的肿大淋巴结，然后再结合影像学、组织病理学检查，对区域淋巴结转移做出准确的诊断。

如果腹股沟区可触及肿大淋巴结高度提示淋巴结转移。对于可以触及的肿大淋巴结应该进行详细的描述，包括：①淋巴结的大小或体积；②淋巴结是否光滑；③淋巴结位置；④淋巴结数

目;⑤单侧腹股沟还是双侧;⑥淋巴结或包块的活动度,是否固定;⑦与其他结构的关系(如皮肤、腹股沟韧带);⑧下肢或阴囊是否水肿。

阴茎癌初诊患者中约50%的可触及肿大淋巴结是炎症反应引起而非转移,但若在随访过程中出现淋巴结增大,几乎100%是由转移所致。所以对于初诊患者的区域淋巴结,可在原发灶治疗几周、炎症消退后再进行评估。

腹股沟区已有多个显著肿大的淋巴结、包块与周围组织粘连、固定,甚至发生局部破溃者,应考虑已经发生腹股沟淋巴转移,影像学和组织病理学检查并不改变其治疗策略。对于单个肿大的淋巴结,或虽为多个淋巴结但体积小、光滑、活动度好的,影像学检查和病理活检有助于诊断是否为肿瘤转移。

影像学检查:B超、CT或MRI等影像学检查诊断淋巴结转移的敏感性并不高。盆腔CT可发现直径>1 cm的盆腔淋巴结,MRI对此的价值并不优于盆腔增强CT。FDG-PET/CT对于确定肿大淋巴结是否发生转移具有较高的敏感度(88%~100%)及特异度(98%~100%),同时也有助于诊断盆腔淋巴结的转移。

病理活检:针对可触及的肿大淋巴结,可以采用B超引导细针抽吸活检、经皮淋巴结穿刺活检或开放手术活检等方法,获得组织病理结果来确诊。对于高度怀疑淋巴结转移的患者(如可触及淋巴结+高组织学分级/高分期),动态前哨淋巴结活检不足以取代腹股沟淋巴结清扫。对于临床怀疑转移但活检结果为阴性的,可以考虑多次活检。

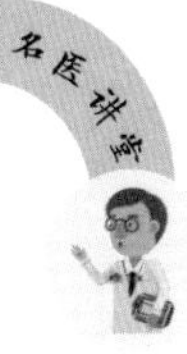

282. 阴茎癌术后护理的注意事项有哪些

阴茎癌患者术后护理主要包括以下 8 个方面：

(1) 生命体征的观察及护理：给予血压、血氧、脉搏监测，定时测量体温，严密观察患者生命体征的变化，如心率快、血压低，提示有血容量不足的危险，可通知医生并调快静脉营养液的输液速度。

(2) 呼吸道的管理及护理：严密观察患者的血氧变化，给予鼻导管吸氧 3 L/min，保持吸氧管道通畅，及时添加氧气和水，每日更换吸氧管一次。

(3) 口腔的观察及护理：禁食和禁水的患者每日给予口腔护理 2 次，观察口腔黏膜有无溃疡，随时协助患者漱口，口唇涂石蜡防止干燥脱皮。

(4) 术区的观察及护理：保持敷料干燥清洁，防止被褥压迫术区引起患者疼痛及不适，同时也有利于保暖防止患者着凉感冒，保护患者的隐私，有利于术后切口愈合，加压包扎切口 24 h，可随病情需要及患者的身高调整沙袋重量及沙袋大小。

(5) 尿管的观察及护理：保持尿管的清洁及通畅，因此类手术使阴茎缩短，尿管易引起残留阴茎的刺激和不适。对此类患者留置材质柔软和刺激性较小的尿管，减少患者的痛苦和不适。观察尿液的颜色、性状、量。每日给予会阴护理 2 次，尿管勿扭曲打折，每周更换引流袋 2 次，及时倾倒尿液。此类患者留置尿管离床活动时，尿管会引起刺激和不适，应由专门的健康教育心理指导师对患者进行健康宣教，指导其穿着特制的便于携带引流袋的病号服，并指导其特殊的离床活动方式，使患者携带引流袋离床

活动时减少不适和疼痛，以利于患者切口恢复和早日康复。

(6) 术区引流管的观察及护理：观察引流液的颜色、性状、量。每班定时挤压引流管护理2次，保持通畅勿扭曲打折，每周更换引流袋2次，协助患者翻身时注意引流袋位置，引流袋应妥善固定，防止牵拉引起疼痛及不适。

(7) 皮肤的观察及护理：保持床单的干燥清洁，污染时及时给予更换，每小时协助患者翻身按摩受压部位1次，给予叩背以利于痰液的排出。

(8) 心理护理及健康教育：患者术后易情绪低落产生自卑心理，应安慰并开导患者。对阴茎部分切除后的患者，应耐心讲解阴茎的解剖，指导性交方法，并做其配偶的思想工作，以取得良好配合。对阴茎全切除术患者，指导其与配偶通过抚摸、拥抱、亲吻等亲密无间的肌肤接触来达到性心理方面的满足。从躯体、心理、社会功能、物质生活等各方面给予支持和关心，以调动患者的心理潜能，全面提高阴茎癌手术后患者的生活质量。

283. 晚期阴茎癌如何选择治疗方法

晚期阴茎癌的综合治疗一直困扰着泌尿外科和内科医生。由于缺乏大样本的临床研究，治疗方式虽然多样但并无统一标准方案。主要措施有：

(1) 化疗：阴茎癌一线化疗缓解率普遍徘徊在30%～40%，目前的主要化疗方案仍以顺铂为核心。根据美国国家癌症数据库统计，在1998—2012年的819例阴茎癌转移患者中，接受化疗者的比率从1998—2000年的39%上升到了2010—2012年的49%($P<0.03$)，这表明化疗在晚期阴茎癌治疗中的地位越

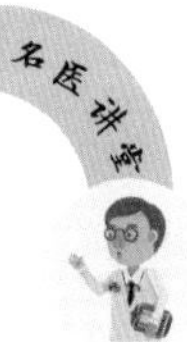

来越高。

（2）表皮生长因子受体抗体/酪氨酸激酶抑制剂：研究表明表皮生长因子受体（EGFR）/人类表皮生长因子受体（HER）家族、PI3K通路、JAK－STAT通路以及*BRCA*突变在阴茎癌肿瘤生长和化疗耐药性的发生中占主要地位，其中EGFR相关靶向药物的研究相对较多。目前在阴茎癌治疗中应用较多的主要有EGFR单抗类（西妥昔单抗、帕尼单抗、尼妥珠单抗）以及EGFR酪氨酸激酶抑制剂。EGFR靶向药物作为一线治疗药物，其疗效与常规化疗方案相比并未展现出优势，考虑其价格较高，不推荐作为一线治疗的选择，而更推荐将其作为常规化疗方案失败后的替代选择。同时，由于一部分EGFR过表达的阴茎癌对EGFR靶向治疗并不敏感，而EGFR不表达的肿瘤也有一部分可以通过EGFR靶向治疗获益（总缓解率为25%），因此，有必要开展进一步研究找到更好的生物标志物来更精准地预测EGFR靶向治疗的疗效。

（3）免疫检查点抑制剂：近年在多种肿瘤治疗中取得了惊人疗效的程序性死亡蛋白－1（programmed death-1，PD－1）抑制剂在阴茎癌中也存在极大的应用前景。在组织学背景类似的头颈部鳞癌中，接受纳武利尤单抗和帕博利珠单抗治疗的患者都展现出比传统化疗更长的OS时间。这提示PD－1/程序性死亡蛋白配体－1（programmed death ligand-1，PD－L1）抑制剂在阴茎癌综合治疗中可能展现巨大优势。

284. 阴茎癌的预后如何

阴茎癌原发灶的病理特征如病理类型、病理分级、浸润深

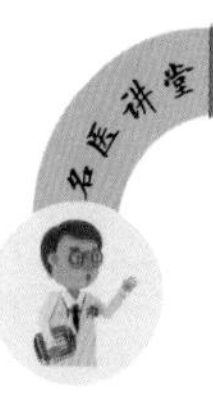

度、神经束侵犯和淋巴管侵犯都是阴茎癌预后评估的重要指标。病理类型可以分为预后好、中、差三组，疣状癌、乳头状癌属于良好预后组；普通鳞状细胞癌属于中等预后组；基底细胞样癌、肉瘤样癌属于差预后组。

病理分级也是转移扩散和预后的预测指标。浸润深度也与疾病进展及预后相关，当浸润深度＜5 mm 时其发生局部转移的风险非常低，＞10 mm 时表现出高转移潜能，而 5～10 mm 的肿瘤其转移风险位于前两者之间。

淋巴管侵犯是淋巴结转移的预测指标，有淋巴管侵犯的患者发生淋巴结转移的风险比无淋巴管侵犯患者明显升高；具有神经束侵犯的患者发生腹股沟淋巴结转移的比例有 69%。阴茎海绵体相较于尿道海绵体侵犯而言局部复发率和病死率都更高。

除此之外，HPV+患者比 HPV−患者有更高的疾病特异性生存率。对于淋巴结，单侧的 1～2 个腹股沟淋巴结转移且无结外转移患者，其 3 年疾病特异性生存率（diseas-specific survival, DSS）可以达到 89%～90%，也就是说 pN1 和部分 pN2 患者在临床预后上是相似的；单侧超过 3 个或者双侧腹股沟淋巴结转移的患者 3 年 DSS 生存率下降至 60%；而一旦出现盆腔淋巴结或腹股沟淋巴结外转移，3 年疾病特异性生存率只有 32%～33%。

285. 阴茎癌的预防方法有哪些

新生儿的包皮环切术以避免包茎的发生，保持良好的卫生，这是很重要的阴茎癌的预防措施。但是对于新生儿是否应该进

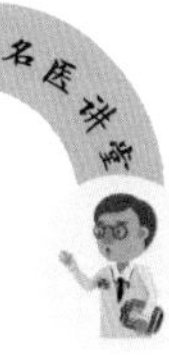

行包皮环切是存在争议的。目前认为,在卫生条件差的地区,新生儿包皮环切可以对阴茎癌的发生起到预防作用,而对于卫生条件好的地区,如可以做到经常清洗,保持良好的个人卫生习惯,包皮环切对于预防阴茎癌又不是那么重要了。另外其他的预防手段还包括避免 HPV 感染、紫外线暴露以及避免吸食烟草产品。因而,改变这些行为有可能能够预防阴茎癌。

286. 阴茎癌如何进行随访

阴茎癌如果治疗成功,局部复发并不会显著降低患者的长期生存率,早期发现局部复发增加了治愈的可能性。局部或区域淋巴结复发通常发生在初次治疗后的 2 年内。5 年后,所有的复发都是局部的或新的原发病灶。患者应该立即报告任何局部的变化。

原发阴茎肿瘤治疗的随访方案,最短随访期限 5 年。①阴茎保留治疗后:医生或自我检查,第 1～2 年,每 3 个月随访一次;第 3～5 年,每 6 个月随访一次;阴茎上皮内瘤变患者局部或激光治疗后随访时可根据临床具体状况接受重复活检。②阴茎切除术后:医生或自我检查,第 1～2 年,每 3 个月随访一次;第 3～5 年,每 12 个月随访一次。

腹股沟区域淋巴结随访方案,最短随访期限 5 年。①监测患者:医生或自我检查,第 1～2 年,每 3 个月随访一次;第 3～5 年,每 6 个月随访一次。②淋巴结转移阴性患者:医生或自我检查,第 1～2 年,每 3 个月随访一次;第 3～5 年,每 12 个月随访一次。随访时根据临床具体状况接受超声下细针穿刺活检。③淋巴结转移阳性患者随访方案:第 1～2 年,每 3 个月接受医

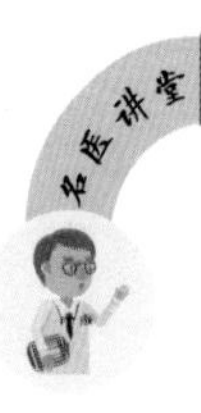

生或自我检查和 CT 或磁共振检查;第 3～5 年,每 6 个月接受医生或自我检查。随访时根据临床具体状况接受超声下细针穿刺活检、CT 或磁共振检查。

287. 什么是睾丸癌

睾丸癌是指睾丸在外界致癌因素的刺激下,其所携带的癌基因发生突变所致的一种起病隐匿、病情凶险的恶性肿瘤。睾丸癌患者多为 20～45 岁的中青年男性。睾丸癌虽不算是男性常见癌症,但在中青年男性中,近些年来发病率有上升趋势。由于癌变发生在"隐秘"部位,加上早期症状也往往并不太明显,所以 60%以上睾丸癌不能在初期被诊断出来。该病患者在发病后如得不到及时的治疗,癌细胞就可通过淋巴管或借助血液循环向身体的其他部位转移,从而可危及患者的生命。

288. 睾丸癌的分类有哪些

睾丸癌的家族成员众多,主要有生殖细胞肿瘤和非生殖细胞肿瘤两大类。属于生殖细胞肿瘤的有精原细胞瘤、畸胎瘤、胚胎癌、绒毛膜上皮癌;非生殖细胞肿瘤有性腺基质肿瘤、性腺胚细胞瘤、睾丸网腺瘤、间质性肿瘤、类癌、肾上腺残留肿瘤。其中,生殖细胞肿瘤占睾丸癌的 90%以上。

289. 睾丸癌的发生因素有哪些

睾丸癌的引发因素通常分为先天性和后天性两大类。先天

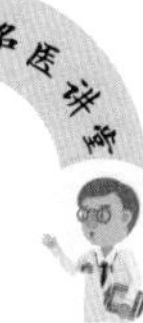

性因素里比较常见是遗传因素，也就是说假如近亲里有睾丸癌的患者，那么患睾丸癌的可能会比普通人更高一些；另一个先天性的因素是隐睾，隐睾是一种比较常见的先天性的疾病，通俗地说也就是睾丸在出生一段时间后还没有降落到阴囊里，这样的患者发生睾丸癌的可能性要比正常人高 20～40 倍，看似相当可怕，但其实是有预防措施的，3 岁之前进行隐睾手术，可以有效避免睾丸癌的发生，3～10 岁可以有效降低发生睾丸癌的概率，10 岁以后再进行手术则没有预防作用，因此，家长及早发现孩子隐睾的症状相当重要，一旦发现男孩或者男婴出现阴囊里摸不到睾丸的情况，都应该及时就医，尽早治疗。后天性的因素里，比较常见的是感染因素，一些细菌和病毒的感染，比如伤寒杆菌、麻疹病毒、流行性腮腺炎病毒引起的睾丸炎症，都会增加睾丸癌的发病率，睾丸的外伤和接触一些化学制剂也会增加睾丸癌的发病率。此外，睾丸癌的发病还和性激素有关，一些影响性激素分泌的内分泌疾病或者服用影响激素的药物，也是睾丸癌的诱因。

290. 不育男性易患睾丸癌吗

美国的一项调查研究显示，睾丸癌的发病年龄段与不育的年龄段有一定重合。美国外科医学会会员、纽约康奈尔医学中心男性生殖医学暨外科部主任马克·哥德斯登表示，通过大量案例追踪发现，精子数量较低或精液质量不佳的人，罹患睾丸癌的概率比一般人高出 20 倍。所以，男性一旦发现自己的精子质量有问题，应考虑每年做一次睾丸癌筛查。

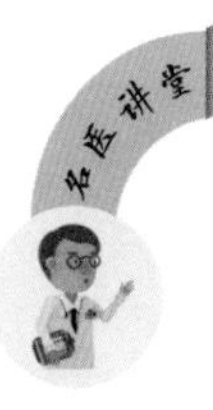

291. 睾丸癌的常见症状有哪些

（1）睾丸肿大：当中青年男性出现了一侧（偶见双侧）睾丸明显肿大（这是睾丸癌细胞大量繁殖增生的结果）、从外部触摸该肿大的睾丸可感觉到其形状很不规则时，应考虑自己是否患了睾丸癌。

（2）睾丸质地坚硬：中青年男性用手触摸自己的睾丸时，若发现睾丸质地很硬，像石块，且无疼痛感时，应考虑自己是否患了睾丸癌。睾丸癌是睾丸的肿瘤细胞大量生长而形成的一个实质性肿块。当它生长到一定程度后，睾丸的重量就会增加，患者就会感觉到睾丸沉重下坠，甚至可影响其正常的行走。如果此时用手托起睾丸，就如同托起石头一般，有一定的重量感。当出现这种情况时，就应及时去医院检查。

（3）睾丸的透光性变差：中青年男性可经常用手电为自己的睾丸做透光性检查。具体的操作方法：用手电的射光镜托靠在阴囊的下部，然后打开手电，检查阴囊的透光性。正常情况下，阴囊的透光性为中等。若发现自己阴囊的透光性明显减弱时，则说明其阴囊内可能有致密坚实的物体生长，应及时去医院检查。需要注意的是，睾丸具有热胀冷缩的特性。因此，中青年男性最好在进行热水浴后检查睾丸，这时的阴囊最为松弛，检查出来的结果较准。在检查时，可用一只手的拇指和示指将一侧睾丸固定在阴囊的底端，用另一只手的拇指和示指触摸睾丸。若发现睾丸出现了上述异常情况时，就应及时去医院检查，千万不要因为害羞而隐瞒病情，以至于延误治疗。对睾丸癌的治疗要根据其不同的性质做出不同的选择。一般来说，对早期的睾

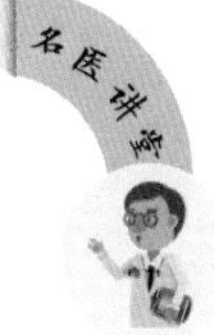

丸癌，要首先予以切除，并可根据病情决定是否给其做淋巴结清除术，还可通过放疗和化疗等手段进行配合治疗。对于睾丸癌患者来说，如能在早期发现该病并及时进行治疗，一般都可取得比较满意的效果。另外，由于睾丸癌多由隐睾症转化而来。因此，有隐睾症的患者应尽早接受手术治疗，以避免其发生癌变。

292. 睾丸癌应做哪些检查

临床发现一侧睾丸肿大，质硬如石，应高度怀疑睾丸癌的可能，需进行肿瘤标志物检查：如血甲胎蛋白（AFP）升高，提示可能是睾丸胚胎癌；AFP 值升高提示肿瘤恶性程度高且易转移。同时，还要进行 B 超、CT 等影像学检查，以便了解肿块性质，有无淋巴结肿大、转移等。

293. 睾丸癌的治疗原则是什么

确诊为睾丸癌后，不论何种类型都要进行根治性睾丸切除术及腹膜后淋巴结清扫术。整个治疗过程，都要定期进行 B 超、胸片、肿瘤标志物检查，以便随时观察疗效，调整治疗方案。需要提醒的是，睾丸癌早期治愈率可达 90％以上，晚期只有 50％。

294. 保留睾丸组织的睾丸癌手术适应证有哪些

睾丸部分切除术也称保留睾丸的手术，其适应证有：①孤立睾丸肿瘤或双侧睾丸肿瘤；②术前血清促黄体生成素和雄激素

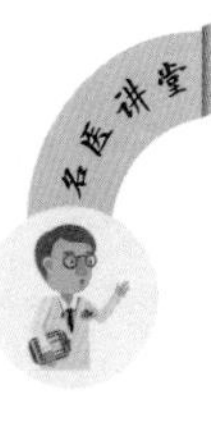

水平正常；③肿瘤直径<2 cm；④肿瘤未侵犯睾丸网；⑤病理活检明确切缘阴性；⑥术后辅助放疗以清除可能存在的阳性切缘和原位癌；⑦患者需具有极好的随访依从性。

295. 睾丸精原细胞瘤术后化疗和放疗应如何选择

(1) Ⅰ期精原细胞瘤患者：密切监测随访已成为Ⅰ期精原细胞瘤患者的主要治疗策略，但密切监测随访对患者的依从性要求较高。精原细胞瘤对放疗极为敏感。对主动脉旁或主动脉旁及同侧盆腔淋巴结（狗腿野）进行辅助放射治疗，可将复发率降低到1%～3%，对于放疗的剂量选择，欧洲随机临床试验结果显示30 Gy/15次与20 Gy/10次的治疗效果相当。Ⅰ期精原细胞瘤术后的辅助化疗，卡铂辅助化疗与辅助放疗相比，复发率、复发时间及生存期均无显著性差异。

(2) ⅡA/ⅡB期精原细胞瘤：而术后主动脉旁和盆腔淋巴结（狗腿野）辅助放疗一直是ⅡA/ⅡB期睾丸精原细胞瘤的标准治疗方式，30～36 Gy为ⅡA/ⅡB期睾丸精原细胞瘤的标准放疗剂量。

(3) ⅡC睾丸期精原细胞瘤：化疗已经成为ⅡC期精原细胞瘤患者的主要治疗方式。

(4) Ⅲ期睾丸精原细胞瘤：Ⅲ期睾丸精原细胞瘤患者已经出现远处转移，化疗是转移性睾丸精原细胞瘤的首选治疗方法，转移性睾丸精原细胞瘤患者应根据EGCCCG（the European Germ Cell Cancer Concensus Group，EGCCCG）预后分级，选择合适的化疗方案。

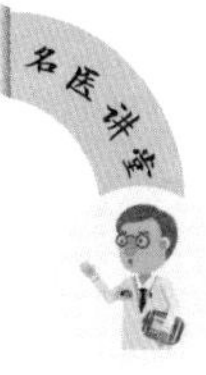

296. 睾丸非精原细胞瘤术后如何治疗

在睾丸根治性切除术后有以下三种治疗方案：①密切随访方案；②辅助化疗方案；③腹膜后淋巴结清扫术。密切随访要求患者有良好的依从性，且有一定的复发率，患者生活心理压力较大。化疗方案有一定不良反应（如血液毒性、肝肾功能毒性），且可以影响精子活力，导致不育。腹膜后淋巴结清扫手术，术后可以避免放化疗，随访时间较短，可减轻患者心理压力，提高患者的生活质量。

297. 睾丸非精原细胞瘤的治疗原则是什么

临床Ⅰ期非精原细胞瘤的治疗主要指对原发肿瘤进行根治性睾丸切除术后的辅助治疗。约30%的临床Ⅰ期非精原细胞瘤患者有亚临床转移，可能在监测期间复发。行辅助治疗前应与患者充分沟通，告知可能的获益和损害，按照个体化原则进行治疗。

298. 淋巴结清扫术的适应证和并发症有哪些

（1）适应证主要有：①经腹股沟根治性睾丸切除后A期（30%以上可进一步发生腹膜后转移）；②经腹股沟根治性睾丸切除后B期，没有膈肌以上或内脏转移，肿瘤直径小于5 cm；③化疗后仍有腹膜后肿块的患者。

（2）并发症主要有：①感染：可从浅表至背部进而累及全

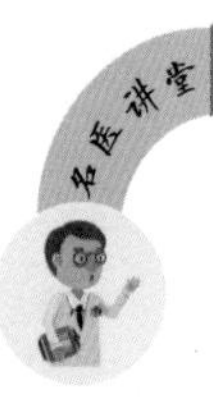

身，发生率为0～17%。术前化疗及营养状况差者感染发生率高。故化疗和营养状况差者术前应做肠道准备，同时做高营养及抗生素治疗。②肺部并发症：可致肺慢性纤维化损害肺功能，术后可致成人呼吸窘迫综合征。此外尚有血气胸、胸膜膨出、肺栓塞及肋骨残端刺伤肺组织等并发症。③血管损伤：损伤肾血管、腹主动脉、下腔静脉和髂血管及回结肠动脉。如出现肾动脉损伤不要勉强修补，最好用大隐静脉或其他材料修复以免术后狭窄。肾静脉以下的下腔静脉损伤或肿瘤浸润可行整块切除，一般不产生并发症。④淋巴系统并发症：淋巴管瘤或淋巴囊肿主要发生在未仔细结扎淋巴管时，其发生率在1%左右。这需与囊性畸胎瘤鉴别，必要时手术探查。穿刺引流或腹膜开窗引流均可。乳糜腹水或乳糜胸是乳糜池损伤所至，采用深静脉高营养减少进食脂肪，大多可自愈，无效者可采用静脉通道手术。⑤输尿管损伤：多发生在睾丸血管跨过输尿管的地方。下1/3段损伤可修补或行膀胱输尿管吻合，中上1/3损伤修补后留置双猪尾支架管或与对侧输尿管吻合，有时因血运障碍需行肾切除。⑥不育症：其原因是下腹神经丛（T_2～L_3交感节后纤维）损伤后引起精囊收缩障碍，改良的RPLND保护了单侧肠系膜下动脉以下交感神经纤维，术后可保留正常的射精功能。

299. 睾丸癌的预后如何

睾丸肿瘤的预后不能用好或者不好一概而论，因为睾丸肿瘤的种类不同，发现的时候有没有转移、肿瘤指标的高低，对预后都有影响。前文提到过，睾丸肿瘤按大类分又分为精原细胞瘤和非精原细胞瘤：大部分的精原细胞瘤预后还是良好的，在无

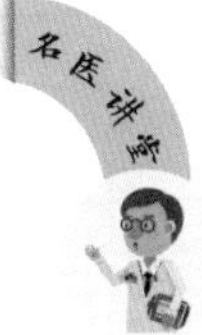

转移的情况下，5 年的生存率可以达到 80%，早期的精原细胞肿瘤经过合理的治疗甚至可以达到 99%；如果发生了转移，经过治疗 5 年的生存率也在 70%左右。非精原细胞肿瘤的预后和是否有转移以及肿瘤指标的高低关系更为密切，假如没有发生转移，5 年的生存率在 90%以上，随着肿瘤指标的升高，生存率就会逐渐下降，一旦发生转移，5 年的生存率将不足 50%。

300. 睾丸癌随访的注意事项有哪些

术后的随访和治疗本身一样重要，不但可以对手术效果、放化疗的效果进行跟踪，更可以及早发现肿瘤复发的苗头，有效地延长患者的生命和提高其生活质量。睾丸肿瘤亦是如此，一般来说，睾丸肿瘤手术后的前两年需要每 3 个月随访一次，包括体格检查和血液肿瘤指标的化验，每半年要进行胸部和腹部的 CT 检查。如果检查结果一切正常，那么第 3 年后可以把随访的频率改为每半年一次，到第 5 年时再改为每年一次。当然根据睾丸肿瘤的类型和严重程度不同，随访的频率和内容也会有一定的变化，晚期或者已经有转移的肿瘤可能需要更加频繁的随访。但有一点是肯定的，严格按照医嘱进行随访是整个治疗效果中不可或缺的一环。

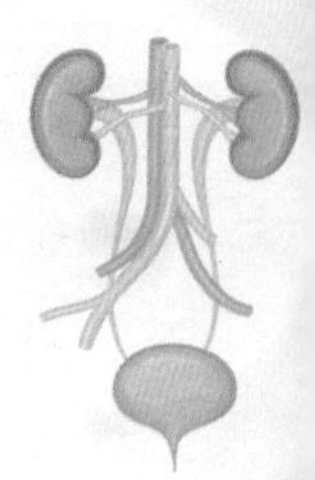

参考文献

[1] 黄健，王建业，孔垂泽，等. 中国泌尿外科和男科疾病诊断治疗指南(2019 版)[M]. 北京：人民卫生出版社.

[2] 吴阶平. 吴阶平泌尿外科学[M]. 济南：山东科学技术出版社，2009.

[3] 李辉章，郑荣寿，杜灵彬，等. 中国膀胱癌流行现状与趋势分析[J]. 中华肿瘤杂志，2021，43(3)：293－298.

[4] 王墨培，马力文. 肌层浸润性膀胱癌新辅助化疗的进展[J]. 中国微创外科杂志，2021，21(1)：65－68.

[5] 傅维琴，傅光华，钱文燕. 术前营养风险对膀胱癌根治术患者预后的影响[J]. 现代肿瘤医学，2022，30(2)：281－285.

[6] 冯国伟，宋鸽，张振庭，等. 新辅助免疫联合用于治疗肌层浸润性膀胱癌的研究进展[J]. 中华泌尿外科杂志，2022，43(4)：309－312.

[7] 陈炜. 尿液检测技术在膀胱癌无创诊断中的研究进展[J]. 中山大学学报(医学科学版)，2021，42(1)：1－10.

[8] 胡恒龙，王少刚. 膀胱癌肿瘤免疫研究的现状与展望[J]. 中华实验外科杂志，2020，37(8)：1389－1393.

[9] 张琳，平秦榕，杨萌，等. 膀胱癌免疫治疗的研究进展[J]. 山东医药，2021，61(19)：100－103.

[10] 雷永生. 代谢综合征与膀胱癌病理分级、分期的相关性分析[D]. 长春：吉林大学，2021.

[11] 陈磊，徐杰茹，刘艳，等. 2005～2015 年中国肾癌发病趋势分析[J]. 华中科技大学学报(医学版)，2022，51(1)：58－62，67.

[12] 龚侃，唐琦，周靖程. 精准医学与肾癌：现状与展望[J]. 中华医学杂志，2021，10(46)：3767－3770.

[13] 熊斌，鲁伟. 转移性肾癌治疗的现状和进展[J]. 中华泌尿外科杂志，

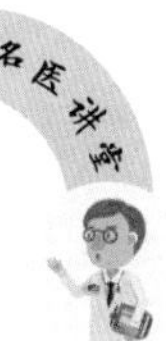

2021,4卷(4):308-311.

[14] 徐楚潇,刘茁,马潞林.肾癌放疗的研究进展[J].中华泌尿外科杂志,2019,40(11):873-876.

[15] 孔琪,王章桂.晚期前列腺癌治疗进展[J].实用医学杂志,2021,37(3):410-414.

[16] 邓姣,马金鹏,杨德林.前列腺癌早期诊断的研究进展[J].现代肿瘤医学,2022,30(5):903-907.

[17] 刘瑾,李文平,杨士杰.前列腺癌的免疫治疗研究进展[J].中华男科学杂志,2022,28(4):349-355.

[18] 王芳,王辛.根治性前列腺癌低分割放疗的研究进展[J].中华放射肿瘤学杂志,2022,31(1):102-107.

[19] 孙殿钦,雷林,蔡颖,等.膳食因素与前列腺癌关系的研究进展[J].中华肿瘤杂志,2021,43(4):443-448.

[20] 苏元华,周文龙.性激素与前列腺癌[M].2版.上海:上海科学技术出版社,2020.

[21] 孙奕飞,张劲松,李宁,等.寡转移性前列腺癌诊疗的研究进展[J].中华泌尿外科杂志,2022,43(2):152-155.

[22] 中国抗癌协会泌尿男生殖系统肿瘤专业委员会前列腺癌学组.前列腺癌筛查中国专家共识(2021年版)[J].中国癌症杂志,2021,31(5):435-440.

[23] 李宁,肖国有.前列腺癌骨转移治疗的研究进展[J].肿瘤防治研究,2020,47(8):641-646.

[24] 李星,曾晓勇.中国前列腺癌流行病学研究进展[J].肿瘤防治研究,2021,48(1):98-102.

[25] 孙殿钦,雷林,蔡颖,等.前列腺癌相关危险因素的研究进展[J].中国肿瘤,2020,29(4):292-298.

[26] 赫捷,陈万青,李霓,等.中国前列腺癌筛查与早诊早治指南(2022)[J].中国肿瘤,2022,31(1):1-30.

[27] 吴长富,王超,罗玉红,等."免疫治疗+"在前列腺癌治疗中的研究进展[J].中国男科学杂志,2021,35(1):76-80.

[28] 高旭,李晶.前列腺癌与精准医学[J].第二军医大学学报,2018,39(6):581-590.

[29] 张超,陈惠庆,宋继文,等.腹股沟淋巴结清扫对cN0阴茎癌患者的意

义[J]. 现代泌尿外科杂志,2022,27(1):47-49.

[30] 庄炫,邢金春. 阴茎癌的诊断和分期进展[J]. 现代泌尿生殖肿瘤杂志,2020,12(3):129-132.

[31] 冷区综,李炳坤,毛向明. 腔镜腹股沟淋巴结清扫术治疗阴茎癌研究新进展[J]. 中华男科学杂志,2019,25(9):848-851.

[32] 叶定伟. 阴茎癌诊断和治疗的规范与进展[J]. 上海医学,2017,40(7):408-410.

[33] 卜国峰,修子超,邵翠华,等. 影响阴茎癌患者术后预后危险因素的研究[J]. 临床泌尿外科杂志,2020,35(6):426-430.

[34] 韩辉,黄康博. 晚期阴茎癌综合治疗进展[J]. 肿瘤综合治疗电子杂志,2020,(4):17-20.

[35] 刘朝. 睾丸癌的临床研究进展[J]. 家庭医药,2018,(6):387.

[36] 陈明,张力杰,许斌. 腹膜后淋巴结清扫在睾丸癌治疗中的应用[J]. 临床泌尿外科杂志,2018,33(12):937-941.

[37] 中华医学会泌尿外科学分会前列腺癌联盟. 中国前列腺癌早期诊断专家共识[J]. 中华泌尿外科杂志,2015,36(8):561-564.

[38] 中华医学会泌尿外科学分会,中国前列腺癌联盟. 中国前列腺癌药物去势治疗专家共识[J]. 中华泌尿外科杂志,2016,37(7):481-484.

[39] 秦晓健,叶定伟. 前列腺癌精准内分泌治疗的全程管理【J】. 中华泌尿外科杂志,2017,38(1):17-19.

[40] 高新,江东根,黄群雄,等,根治性前列腺切除联合扩大盆腔淋巴结清扫术治疗局部高危前列腺癌 12 年经验总结 5[J]. 中华泌尿外科杂志,2017,38(6):433-437.

[41] Carlsson SV, Vickers AJ. Screening for prostate cancer [J]. Med Clin North Am. 2020, 11;104(6):1051-1062.

[42] Haffner MC, Zwart W, Roudier MP, et al. Genomic and phenotypic heterogeneity in prostate cancer. [J]. Nat Rev Urol. 2021,2;18(2):79-92.

[43] Matsushita M, Fujita K, Nonomura N. Influence of diet and nutrition on prostate cancer [J]. Int J Mol Sci. 2020,21(4):1447.

[44] Desai K, McManus JM, Sharifi N. Hormonal therapy for prostate cancer [J]. Endocr Rev. 2021,42(3):354-373.

[45] Achard V, Putora PM, Omlin A, et al. Metastatic prostate cancer:

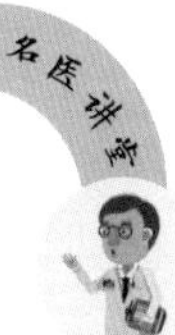

treatment options [J]. Oncology. 2022;100(1):48－59.

[46] Sha S, Ni L, Stefil M, et al. The human gastrointestinal microbiota and prostate cancer development and treatment [J]. Investig Clin Urol. 2020,61(Suppl 1):S43－S50.

[47] Kamran SC, Zietman AL. Radiation treatment in prostate cancer: covering the waterfront [J]. BJU Int. 2021,128(4):398－407.

[48] Falagario UG, Martini A, Wajswol E, et al. Avoiding unnecessary magnetic resonance imaging (MRI) and biopsies: negative and positive predictive value of MRI according to prostate-specific antigen density, 4Kscore and risk calculators [J]. Eur Urol Oncol. 2020,3(5):700－704.

[49] Lifshitz K, Ber Y, Margel D. Role of metabolic syndrome in prostate cancer development [J]. Eur Urol Focus. 2021,7(3):508－512.

[50] Schatten H. Immunodiagnostics and immunotherapy possibilities for prostate cancer [J]. Adv Exp Med Biol. 2018;1096:185－194.

[51] Freedland S. Prostate cancer: Race and prostate cancer personalized medicine: the future [J]. Nat Rev Urol. 2018,15(4):207－208.

[52] Vlachaki A, Baltogiannis D, Batistatou A, et al. Screening for prostate cancer: moving forward in the molecular era [J]. J BUON. 2018,23(5):1242－1248.

[53] Davis M, Egan J, Marhamati S, et al. Retzius-sparing robot-assisted robotic prostatectomy: past, present, and future [J]. Urol Clin North Am. 2021,48(1):11－23.

[54] Farrugia FA, Charalampopoulos A. Pheochromocytoma [J]. Endocr Regul. 2019,53(3):191－212.

[55] Prakobpon T, Santi-Ngamkun A, Usawachintachit M, et al. Laparoscopic transperitoneal adrenalectomy in the large adrenal tumor from single center experience [J]. BMC Surg. 2021,21(1):68.

[56] Ciancio G, Farag A, Gonzalez J, et al. Adrenal tumors of different types with or without tumor thrombus invading the inferior vena cava: An evaluation of 33 cases [J]. Surg Oncol. 2021, 37(6):101544.

[57] Wan S, Sun X, Chang W, et al. Laparoscopic surgery in the

treatment of rare adrenal tumors [J]. Asian J Surg. 2021,44(5):759－760.

[58] Hatano K, Horii S, Nakai Y, et al. The outcomes of adrenalectomy for solitary adrenal metastasis: A 17-year single-center experience [J]. Asia Pac J Clin Oncol. 2020,16(2):e86－e90.

[59] Mendhiratta N, Muraki P, Sisk AE Jr, et al. , Papillary renal cell carcinoma: Review [J]. Urol Oncol. 2021,39(6):327－337.

[60] Maher ER. Hereditary renal cell carcinoma syndromes: diagnosis, surveillance and management [J]. World J Urol. 2018,36(12):1891－1898.

[61] Purdue MP, Silverman DT. Clearing the air: summarizing the smoking-related relative risks of bladder and kidney cancer [J]. Eur Urol. 2016,70(3):467－468.

[62] Spadaccino F, Netti GS, Rocchetti MT, et al. Diagnostic and prognostic markers of renal cell carcinoma [J]. G Ital Nefrol. 2020, 37(2):2020－vol2.

[63] Starzer AM, Preusser M, Berghoff AS. Immune escape mechanisms and therapeutic approaches in cancer: the cancer-immunity cycle [J]. Ther Adv Med Oncol. 2022,30(4):14:17588359221096219.

[64] Miccio JA, Oladeru OT, Jun Ma S, et al. Radiation therapy for patients with advanced renal cell carcinoma [J]. Urol Clin North Am. 2020,47(3):399－411.

[65] Osawa T, Takeuchi A, Kojima T, et al. Overview of current and future systemic therapy for metastatic renal cell carcinoma [J]. Jpn J Clin Oncol. 2019,49(5):395－403.

[66] Phung MC, Lee BR. Recent advancements of robotic surgery for kidney cancer [J]. Asian J Endosc Surg. 2018,11(4):300－307.

[67] Bukavina L, Mishra K, Calaway A, et al. Robotic partial nephrectomy: update on techniques [J]. Urol Clin North Am. 2021,48(1):81－90.

[68] Ng AM, Shah PH, Kavoussi LR. Laparoscopic partial nephrectomy: A narrative review and comparison with open and robotic partial nephrectomy [J]. J Endourol. 2017,31(10):976－984.

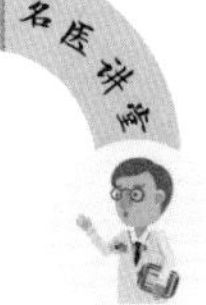

[69] Patel VG, Oh WK, Galsky MD. Treatment of muscle-invasive and advanced bladder cancer in 2020 [J]. CA Cancer J Clin. 2020,70(5): 404－423.

[70] Martinez Rodriguez RH, Buisan Rueda O, Ibarz L. Bladder cancer: present and future [J]. Med Clin (Barc). 2017,149(10):449－455.

[71] Vasekar M, Degraff D, Joshi M. Immunotherapy in Bladder Cancer [J]. Curr Mol Pharmacol. 2016;9(3):242－251.

[72] Jiang DM, Chung P, Kulkarni GS, et al. Trimodality therapy for muscle-invasive bladder cancer: recent advances and unanswered questions [J]. Curr Oncol Rep. 2020,22(2):14.

[73] Dobruch J, Daneshmand S, Fisch M, et al. Gender and bladder cancer: A collaborative review of etiology, biology, and outcomes [J]. Eur Urol. 2016,69(2):300－310.

[74] Ng K, Stenzl A, Sharma A, et al. Urinary biomarkers in bladder cancer: A review of the current landscape and future directions [J]. Urol Oncol. 2021,39(1):41－51.

[75] Nason GJ, Ajib K, Tan GH, et al. Bladder-sparing treatment options in localized muscle-invasive bladder cancer [J]. Expert Rev Anticancer Ther. 2020,20(3):179－188.

[76] Witjes JA. Follow-up in non-muscle invasive bladder cancer: facts and future [J]. World J Urol. 2021,39(11):4047－4053.

[77] Zraik I, Krege S. Nachsorge des oberfl? chlichen und metastasierten Blasenkarzinoms [Follow-up in superficial and metastatic bladder cancer] [J]. Urologe A. 2022,61(5):477－483.

[78] Miyazaki J, Nishiyama H. Epidemiology of urothelial carcinoma [J]. Int J Urol. 2017,24(10):730－734.

[79] Kwan ML, Garren B, Nielsen ME, et al. Lifestyle and nutritional modifiable factors in the prevention and treatment of bladder cancer [J]. Urol Oncol. 2019,37(6):380－386.

[80] Al－Zalabani AH, Stewart KF, Wesselius A, et al. Modifiable risk factors for the prevention of bladder cancer: a systematic review of meta-analyses [J]. Eur J Epidemiol. 2016,31(9):811－51.

[81] Thomas A, Necchi A, Muneer A, et al. Penile cancer [J]. Nat Rev Dis

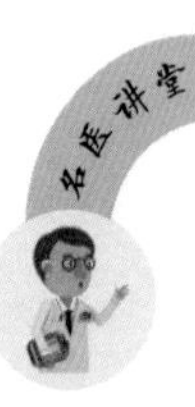

Primers. 2021,7(1):11.

[82] Hakenberg OW, Dräger DL, Erbersdobler A, et al. The diagnosis and treatment of penile cancer [J]. Dtsch Arztebl Int. 2018, 115 (39): 646 - 652.

[83] Chahoud J, Kohli M, Spiess PE. Management of advanced penile cancer [J]. Mayo Clin Proc. 2021,96(3):720 - 732.

[84] Fang A, Ferguson J. Penile sparing techniques for penile cancer [J]. Postgrad Med. 2020,132(sup4):42 - 51.

[85] Suarez-Ibarrola R, Cortes-Telles A, Miernik A. Health-related quality of life and sexual function in patients treated for penile cancer [J]. Urol Int. 2018;101(3):351 - 357.

[86] Khalil MI, Kamel MH, Dhillon J, et al. What you need to know: updates in penile cancer staging [J]. World J Urol. 2021,39(5): 1413 - 1419.

[87] Resch I, Abufaraj M, Hübner NA, et al. An update on systemic therapy for penile cancer [J]. Curr Opin Urol. 2020, 30 (2): 229 - 233.

[88] Baird DC, Meyers GJ, Hu JS. Testicular cancer: diagnosis and treatment [J]. Am Fam Physician. 2018,97(4):261 - 268.

[89] Smith ZL, Werntz RP, Eggener SE. Testicular cancer: epidemiology, diagnosis, and management [J]. Med Clin North Am. 2018,102(2): 251 - 264.

[90] Gilligan T, Lin DW, Aggarwal R, et al. Testicular cancer, version 2.2020, NCCN clinical practice guidelines in oncology [J]. J Natl Compr Canc Netw. 2019,17(12):1529 - 1554.

[91] Masterson TA, Cary C, Foster RS. Current controversies on the role of lymphadenectomy for testicular cancer for the journal: Urologic Oncology: Seminars and Original Investigations for the special seminars section on the role of lymphadenectomy for urologic cancers [J]. Urol Oncol. 2021,39(10):698 - 703.

[92] Patel HD, Joice GA, Schwen ZR, et al. Retroperitoneal lymph node dissection for testicular seminomas: population-based practice and survival outcomes [J]. World J Urol. 2018,36(1):73 - 78.

[93] Stepanian S, Patel M, Porter J. Robot-ssisted laparoscopic retroperitoneal lymph node dissection for testicular cancer: evolution of the technique [J]. Eur Urol. 2016,70(4):661-667.

[94] Facchini G, Rossetti S, Berretta M, et al. Prognostic and predictive factors in testicular cancer [J]. Eur Rev Med Pharmacol Sci. 2019, 23(9):3885-3891.